치매를 낫게 하는
돌봄 교과서

치매를 낫게 하는
돌봄 교과서

치매 초기부터 곤란할 때, 위험할 때, 지칠 때
대처하는 80가지 방법

요시다 가쓰아키 지음
최화연 옮김

보누스

"아야, 아파! 뭐 하는 거야!"라며 간병인을 할퀸 치매 고령자가 있었습니다. 결국 간병 조사서에는 '간호에 대한 저항감, 문제 행동이 있음'이라는 기록이 남았습니다. 그러나 관점을 조금만 달리했다면 작은 배려로 서로 얼굴 붉힐 일이 일어나지 않았을지도 모릅니다.

저는 병원장으로서 치매 병동을 회진합니다. 돌면서 많은 환자를 만나기 때문에 한 명 한 명 세심하게 진단하고 치료 방침을 결정하기가 쉽지는 않습니다. 회진에서는 환자의 몸가짐이 깨끗하게 관리되는지, 지저분하게 자란 수염이 방치되지는 않는지, 기저귀가 제때 교환되는지 등을 살피면서 환자와 잠시 이야기도 나누고 악수를 하기도 합니다.

그러던 어느 날, 회진할 때 동행하는 간호사에 따라 환자의 표정이 달라진다는 것을 알게 되었습니다. 간호할 때 따뜻하게 말을 걸어주고 다정하게 대해주는 간호사가 있는가 하면, 바쁜 마음에 설명은 대충 건너뛰고 갑자기 기저귀를 갈기 시작하는 간호사도 있습니다. 어떤 간호사인지에 따라 환자의 반응에 차이가 있었습니다. 치매 환자는 정직합니다. 간호사가 어떻게 대하는지 거울처럼 그대로 표정에 드러냅니다. 제가 '좋은 간호사는 병원 사무장이나 원장이 아니라 환자가 바로 알아봅니다!'라고 말하는 이유이기도 합니다.

요즘은 전문적으로 간병을 도와주는 분들이 많아지고 있지만, 그럼에도 불구하고 모든 사람이 어려운 전문서로 간병을 배우기는 어려울 것입니다. 이 책은 '읽고 이해하는 것'이 아니라 '보고 이해하는 책'입니다. 순서대로 읽지 않아도 상관없습니다. 지금 바로 필요한 부분을 찾아서 펼치면 치매 환자를 대하는 적절한 방법을 파악할 수 있도록 구성했습니다. 다시 한번 강조하지만, 치매 돌봄은 아주 사소한 배려로 완전히 달라집니다.

　이 책이 집에서 치매 가족을 돌보는 사람부터 전문 종사자까지 간호와 간병에 관련된 모든 이에게 도움이 되기를 바랍니다.

● 차 례

프롤로그 **치매 환자를 돌보기 전 알아야 할 것**

제1장 **간호·간병할 때 하지 말아야 할 것**

제2장 치매 환자를 대하는 올바른 방법

제3장 문제 상황에 대처하는 방법

제4장 집에서 할 수 있는 치매 개선법

프롤로그

치매 환자를 돌보기 전
알아야 할 것

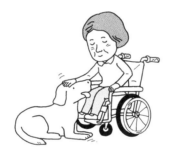

치매 환자를 돌보는 데 앞서
확인해야 할 사항이 있습니다.

치매와 혼동하기 쉬운 질병

의료 종사자도 정확하게 치매를 진단하기는 쉽지 않습니다. '건망증이 심해졌다' '갑자기 정신이 없어졌다' 등과 같은 증상 때문에 치매가 아닌데도 치매로 오진되는 사례가 있습니다. 다음 네 가지 질병은 특히 치매와 혼동하기 쉽습니다.

● 우울증

치매와 비슷한 질병으로 가장 먼저 우울증을 꼽을 수 있습니다. 의욕과 집중력이 저하되고 기분 변화가 거의 없어지는 것이 특징입니다. 기억력 저하를 호소하는 경우가 많아서 치매로 오진되기 쉽습니다. 특히 65~75세 고령자에게 이런 경향이 뚜렷하게 나타납니다. 우울증 치료를 받으면 치매와 비슷한 증상이 개선됩니다.

● 뇌전증(간질)

사실 고령자 1~2퍼센트가 뇌전증 환자라는 조사 자료도 있습니다. 경련을 동반하지 않아서 뇌전증임을 모르는 경우가 많습니다. 일시적으로 의식을 잃거나 눈에 초점을 잃고 멍해지기도 합니다. 뇌전증 치료 약으로 호전될 수 있습니다.

● 정상압 수두증

거미막하출혈, 수막염, 두부 외상 등의 원인으로 뇌척수액이 뇌를 압박해서 치매와 비슷한 증상이 나타납니다. 보행 장애, 요실금과 같은 증상을 보입니다. 치매라고 판단되는 고령자 중 5~6퍼센트는 정상압 수두증이 의심된다는 의견도 있습니다.

● 만성 경막하혈종

두부 외상을 입고 뇌 안의 혈관이 끊어져서 뇌에 서서히 피가 고이는 것으로 별다른 자각이 없는 외상일 때도 발생할 수 있습니다. 두통이나 구토감을 동반하기도 하며 시간과 장소를 올바로 인식하지 못하는 지남력 장애, 주의력 저하, 간단한 계산을 하지 못하는 증상 등이 나타납니다. 수술로 혈종을 제거해서 치료하는 사례도 많으므로 조기 진단이 중요합니다.

이 밖에도 갑상샘 기능 저하증, 비타민B12 결핍, 뇌염, 뇌종양 등 치매와 판별이 필요한 질병은 여러 가지입니다. 치매와 비슷한 증상이 나타난다고 해서 단순히 치매라고 단정 짓지 말고, 적절한 검사를 통해 진단을 받아보세요.

치료 가능한 질병과 식별 방법

질병	식별에 필요한 검사
갑상샘 기능 저하증	갑상샘 호르몬 측정(TSH, F-T3, F-T4)
비타민B12 결핍	비타민B12 측정
뇌염	뇌척수액 검사
정상압 수두증	CT, MRI, 뇌척수액 검사
만성 경막하혈종	CT, MRI
뇌종양	CT, MRI

치매의 전조 증상 파악하기

● **치매란?**

치매는 '뇌 기능에 장애가 생겨 기억과 판단에 지장이 생기고 사회생활에 문제가 나타나는 병적 상태'를 말합니다.

● **건망증과 치매의 차이**

나이가 들면서 다른 사람 이름이 갑자기 생각나지 않거나 물건을 어디에 뒀는지 기억나지 않을 때가 있습니다. 이때는 스스로 잊어버렸다는 자각이 있습니다. 반면 치매로 인한 기억력 장애는 물건이나 기억을 잊어버렸다는 자각이 없습니다.

● **치매 전 단계 '경도 인지 장애'**

건강한 상태와 치매의 중간 단계에는 경도 인지 장애라는 불분명한 중간 지대, 즉 '그레이존'이 있습니다. 건망증처럼 기억 장애 증상이 가볍게 나타나고 일상생활에 지장이 없는 상태입니다. 이 단계에서 조기 발견과 예방이 중요합니다.

● **5년이 지나면 절반이 치매로 진행**

경도 인지 장애를 방치하면 인지 기능 저하가 지속되어 1년 후 10~15퍼센트(최근 연구에서는 30퍼센트), 5년 후에는 약 50퍼센트가 치매로 진행된다고 알려져 있습니다.

치매일 때 건망증

뇌세포 감소 등 대뇌의 질병
→ 뇌의 이상으로 인한 기억 장애.
진행되면 기억·지식 전체가 사라
진다.

○ 건망증을 자각하지 못한다.
○ 있었던 일을 통째로 기억하지 못
   한다.
○ 힌트를 줘도 떠올리지 못한다.
○ 연월일, 계절을 모른다.

단순한 건망증

노화로 인한 대뇌 기능 저하
→ 사람 이름이 생각나지 않을 때도
있으나 일시적인 현상이다.

○ 건망증을 자각할 수 있다.
○ 기억의 한 부분이 빠져 있다.
○ 힌트를 주면 기억해 낸다.
○ 연월일, 요일을 틀릴 때도 있다.

경도 인지 장애의 조짐

기억 장애 물건을 찾을 때 무엇을
찾는 중인지 기억이 안 난다.
지남력 장애 날짜나 요일을 모른다.
성격 변화 의심이 많아지고 화를
내는 일이 많다.
이해력 저하 복잡한 이야기는 이해
하지 못한다.
의욕 저하 오랜 취미를 그만둔다.

경도 인지 장애의 정의

① 기억 장애를 호소한다.
   (가족이 의견을 내기도 한다.)
② 일상생활 동작(ADL. activity of
   daily living)은 정상이다.
③ 기억 이외의 전반적 인지 기능은
   정상이다.
④ 같은 연령대에 비해 기억력이 많
   이 저하된 상태다.
⑤ 치매는 아니다.

치매 돌봄에 도움이 필요하다면

● **중앙치매센터**

'치매가 있어도 살기 불편하지 않은 나라' '치매로부터 가장 먼저 자유로워지는 나라'를 목표로 효율적인 한국형 치매서비스망 구축을 통해 치매 환자와 가족의 삶을 실질적으로 개선하기 위해 설립되었습니다. 진단, 치료, 재활, 요양 등 치매 관련 제반 서비스와 치매 관련 국가 연구 개발 사업을 선도하고 있습니다.

● **광역치매센터**

지역 내 치매 관련 업무의 중심으로서 치매 환자 및 가족의 인식 개선, 치매 관리, 지역 기관과의 협조를 통해 치매 치료와 보호를 위한 기반을 구축하기 위해 설립되었습니다. 각 지자체의 특성에 맞는 연도별 치매사업 시행계획 수립 및 시행을 지원합니다.

● **치매안심센터**

가장 가까운 시, 군, 구 보건소에 치매안심센터가 설치되어 있습니다. 도움이 필요하다면 전국 치매안심센터의 문을 두드려보세요. 만 60세 이상 어르신이라면 누구나 치매안심센터에서 치매선별검사를 받을 수 있습니다.

● **치매상담콜센터**

보건복지부와 중앙치매센터에서 운영하는 치매전문상담전화입니다. 도움이 필요하거나 궁금한 점이 있는데 치매안심센터 방문이 어렵다면 지금 바로 전화해서 도움을 받아보세요.(전화번호: 1899-9988)

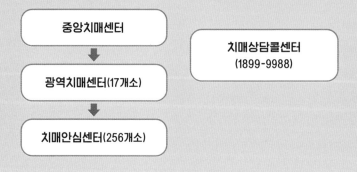

제1장

간호·간병할 때 하지 말아야 할 것

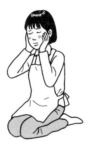

치매 증상을 악화시키지 않기 위해
절대 하지 말아야 하는 10가지

① 화내지 않기

우선 돌보는 사람은 마음을 편히 하고 환자를 대해야 합니다. 화내면 안 되는 줄 알면서도, 치매 환자를 대하다 보면 불쑥 화가 날 때도 있고 말투도 거칠어지기 쉽습니다. 화를 내면 치매 환자는 기분이 상하고 막상 화를 낸 간병인도 자기혐오에 빠집니다. 양쪽 모두에게 부정적인 결과만 초래하는 셈입니다.

환자를 편하게 대해야 돌봄이 편해진다

환자를 대하는 기본 자세

● 숫자를 세면서 마음을 진정하는 습관을 기른다.

● 화가 날 것 같으면 그 자리를 떠난다.

● 추억이 담긴 가족사진을 장식해 둔다.

● 화내지 않는 자기 나름의 방법을 찾는다.(감정 조절법의 자세한 설명은 40쪽 참고)

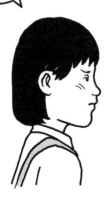

대체 몇 번을 말해야 알겠어요!

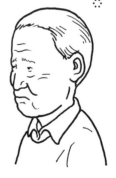

왜 나한테 화를 내지? 왜 내가 혼나야 하는지 모르겠어.

2 차별하지 않기

치매라고 해서 가족과 떨어져 혼자 있게 하지 마세요. 가족과 같은 장소에서 함께 시간을 보내는 일체감이 매우 중요합니다. 고독은 뇌에 손상을 주며 치매 증상을 악화하는 요인으로 작용합니다.

함께 생활하기 위한
간병·간호라는 것을 기억한다

쓸쓸함을 느끼지 않게 하기

● 가족 모두 함께 식사한다.(가능하면 같은 메뉴로 식사한다. 먹기 힘든 식재료는 작게 자르는 등 조리법에 배려를 더한다.)

● 외출할 일이 있을 때는 가능한 만큼 같이 외출한다.

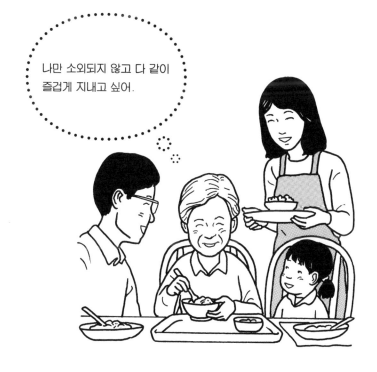

나만 소외되지 않고 다 같이 즐겁게 지내고 싶어.

③ 할 수 있는 일을 빼앗지 않기

치매에 걸리면 예전에 자연스럽게 해내던 일이 어려워지고 실수가 늘어납니다. 괜한 일을 할 때도 있습니다. 그렇다고 해서 아무것도 하지 못하게 하는 것은 오히려 역효과를 부릅니다. 할 수 없는 일에 초점을 맞추기보다 지금 '할 수 있는 일'을 하도록 도와주세요.

지금의 능력을 살리는 것은
치매 돌봄의 기본 원칙

자신감으로 이어지게 하기

● 치매 환자가 할 수 있는 일을 부탁한다. '나는 필요한 존재'라는 생각에 자신감이 생긴다.

● 부탁한 일을 잘 해냈을 때는 "고마워요."라고 감사를 표한다. 조금 과장될 정도로 칭찬한다.

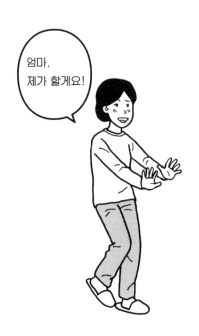

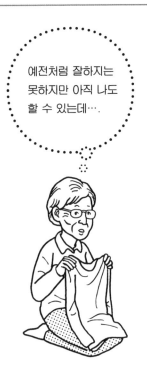

4 자존심에 상처 주지 않기

치매에 걸려도 자존심이나 희로애락 같은 감정은 있습니다. 질책이나 명령조, 어린아이를 대하는 듯한 말투, 가르치는 어조와 같은 태도는 치매 환자의 자존심에 상처를 입히고 문제 행동을 조장하기도 합니다.

타인에게 인정받는 것이
인간 존엄의 근본이다

존중하는 마음으로 대한다

● 인생의 경험을 존중한다.

● 상담하고 의지하는 모습을 보인다.

● 좋아하는 것, 잘하는 것을 하게 하면서 자존감을 높인다.

● 간병인이 환자 본인에게 배운다는 자세로 대한다.

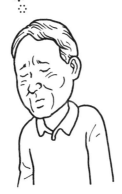

늙어서 실수하는
나 자신이 너무 한심하네.
하지만 그런 실수를
지적받고 싶지 않아.

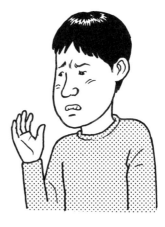

⑤ 부정하지 않기

예를 들어 '누군가가 방을 엿본다' '돈을 도둑맞았다'라고 호소할 때는 설령 사실이 아니더라도 곧바로 부정하지 말고 우선 의견을 받아들입니다. 치매 환자의 의견을 단박에 부정해 버리면 환자 본인은 동요하면서 혼란과 고독이 심화됩니다.

사실과 달라도 본인에게는
그것이 진실이다

공감하고 받아들인다

● 환자가 주장하는 세계를 받아들이고, 믿는 것을 부정하지 않는다.

● 공감과 배려의 말을 건넨다.

● 환자의 말을 수긍하면서 듣는다.

● 맞장구를 친다.

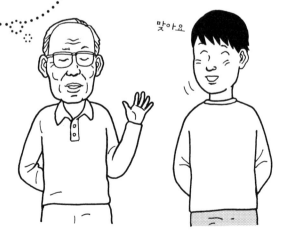

나는 거짓말을 하는 게 아니야. 부정하지 않고 제대로 들어주니 마음이 좀 놓인다.

맞아요

⑥ 재촉하지 않기

사람은 나이가 들면 밥을 먹는 것, 화장실에 일을 보는 것, 옷을 갈아입는 것 등 기본적인 일도 시간이 걸립니다. 간병인 입장에서는 "얼른 하세요!"라는 말이 턱까지 차오를 때도 있겠지만, 옆에서 재촉하면 혼란스러워져 동작이 더욱 더뎌집니다. 기본적으로 보통 사람보다 세 배 이상 시간이 걸린다고 생각해 주세요.

돌봄 받는 사람이 주인공
간병인은 주인공을 지탱해 주는 지팡이

치매 환자의 속도에 맞춘다

● 옆에서 다정한 눈길로 지켜봐 주고 동작이 끝날 때까지 끈기 있게 기다린다.

● 얼른 할 일을 해치우고 싶다는 생각을 버린다.

● 환자와 대화할 때는 말의 속도를 맞춘다.

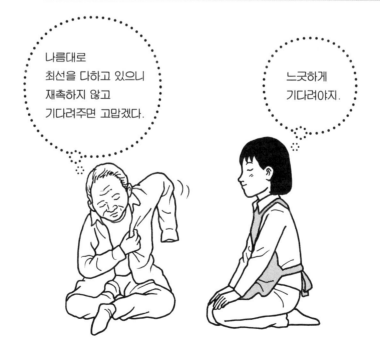

나름대로 최선을 다하고 있으니 재촉하지 않고 기다려주면 고맙겠다.

느긋하게 기다려야지.

⑦ 강요하지 않기

치매 환자를 위한 일이라도 강요해서는 안 됩니다. 본인이 원치 않는데 억지로 두뇌 훈련을 시키거나 날짜·시간을 확인하게 하는 행동은 가급적 삼갑니다. 목욕이나 환복을 꺼릴 때도 강요하지 않습니다. 본인 의사에 반하는 강제적 행동은 스트레스를 초래해 증상을 악화합니다.

본인이 자발적으로 하지 않으면 의미도 효과도 없다!

동의를 얻고 나서 행동하기

- 거부하는 이유를 들어보고 근본적인 원인을 찾는다.
- 일방적으로 진행하는 것이 아니라 본인의 동의를 얻고 돌봄 행위를 하는 것이 기본 원칙이다.
- 지금까지의 환경이나 생활 습관을 되도록 바꾸지 않는다.

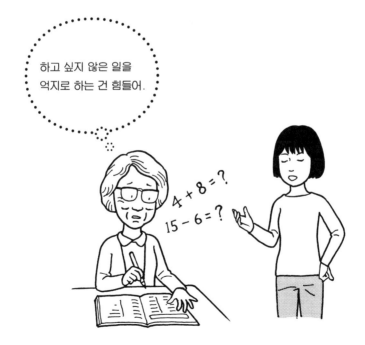

하고 싶지 않은 일을 억지로 하는 건 힘들어.

⑧ 몰래 소곤거리지 않기

치매 환자를 제외한 가족들이 작은 소리로 소곤대며 대화하면 치매 환자는 무슨 이야기를 하는지 알 수 없어 소외감을 느낍니다. '혹시 내 험담을 하는 것이 아닐까?' 하고 의심하게 됩니다. 이런 걱정은 스트레스가 되고 치매 증상을 악화하는 원인으로 작용합니다.

치매에 걸렸으니 모를 것이라고
무시하는 태도는 절대 금지

대화를 나눌 때는 치매 환자를 배려하기

- 치매 환자와 멀리 떨어진 곳에서 말하지 않는다.
- 다른 식구들끼리만 대화하지 않는다.
- 작은 목소리로 말하지 않는다.
- 말을 주고받는 쌍방 대화가 이루어지도록 유념한다.
- 말을 중간에 끊지 않는다.

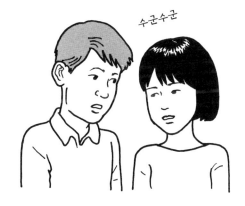

나한테는 안 들리게
자기들끼리 무슨
이야기를 하는 거지?

수군수군

9 일방적으로 말하지 않기

걱정되는 마음에 이것저것 지시하고 주의를 줄 사항이 한둘이 아니겠지만, 치매 환자는 한 번에 많은 내용을 들어도 제대로 소화하지 못합니다. 일방적으로 할 말만 쏟아내면 안 됩니다. 치매 환자가 말할 때는 여유를 가지고 웃는 얼굴로 지켜봐 주어야 합니다.

한 가지를 한 문장으로
전달하는 것이 효과적이다

이야기를 귀 기울여 듣기

● 한 번에 많은 내용을 전달하지 않는다.

● 환자의 말을 경청하는 자세를 보인다.

● 이야기를 앞질러서 지레 조언하거나 지시하지 않는다.

● '예/아니요'로 답할 수 있는 질문이 아니라 자유롭게 대답하면서 이야기가 넓어지는 질문을 한다.

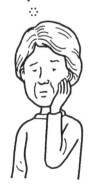

이런저런 이야기를 들었는데, 결국 무슨 얘기였더라?

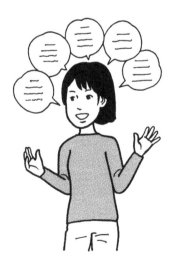

⑩ 지나치게 노력하지 않기

혼자서 모든 일을 처리하려고 하면 금방 지쳐버립니다. 가족 간병인은 성인 군자도, 간호 전문가도 아닙니다. 하기 어려운 일도 당연히 있습니다. 혼자만 너무 애쓰지 마세요. 전부 홀로 끌어안지 말고 주변에 의지해 보세요.

간병은 50점이면 합격이다
목표는 만점이 아니다
딱 중간 정도면 충분하다

돌봄 피로 예방법

- 자신을 탓하지 않는다.
- 불평이나 한탄을 들어줄 수 있는 상대를 만든다.
- 한숨 돌릴 시간을 가진다.
- 전문 기관에 상담한다.
- 간호는 언젠가 끝난다는 것을 명심한다.
- 자기 자신을 다정하게 대한다.

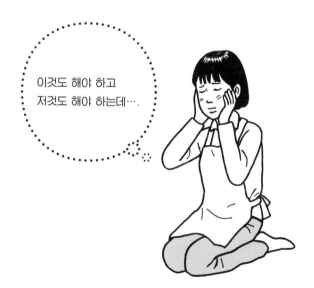

이것도 해야 하고
저것도 해야 하는데….

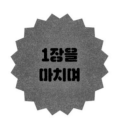

치매의 본질을 알고
올바른 돌봄을 제공하기

치매 환자는 인지 기능만이 아니라 자신의 상태(증상)를 파악하는 능력도 저하되어 있습니다. 그런 치매의 본질을 이해하지 않으면 올바른 방식으로 환자를 대할 수 없고 적절한 돌봄을 제공할 수도 없습니다. 본인의 증상을 자각하지 못하므로 화를 내거나 질책, 부정, 강요하는 방식은 전혀 효과가 없습니다. 오히려 스트레스를 유발해서 증상만 악화하는 악순환이 일어납니다. 치매 환자를 대할 때는 '환자 본인이 가장 불안을 안고 살아간다'라는 점을 명심하세요.

모든 병에는 의미가 있습니다. 인생의 끝을 향해 가는 시기에 발병하는 치매에도 분명 커다란 의미가 있습니다. 치매에 걸리면 며칠 전에 있던 일인 단기 기억은 사라지지만 '지금 이 순간'은 확실하게 인지합니다. 주변 사람의 도움이 있으면 더없이 소중한 '지금'을 즐겁게 보낼 수 있습니다. 현재를 소중히 여기고 인간의 존엄을 지키면서 즐겁게 살 수 있도록, 그리고 두려움 없이 인생을 완수할 수 있도록 곁에서 격려와 응원을 보내주세요.

제2장

치매 환자를 대하는
올바른 방법

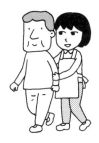

치매 환자를 대하는 방식과 지원하는 방식에 따라
환자 본인은 물론 함께 지내는 가족 모두
온화한 마음으로 지낼 수 있습니다.

말과 행동의 이유를 헤아린다

물건을 도둑맞았다는 망상이나 배회, 환시(헛것이 보이는 현상), 분노 등 치매 환자가 보이는 인식 착오와 돌발적 언행에 간병인은 난감해집니다. 이때는 환자 언행의 배경에 어떤 요인이 있는지 파악해 볼 필요가 있습니다.

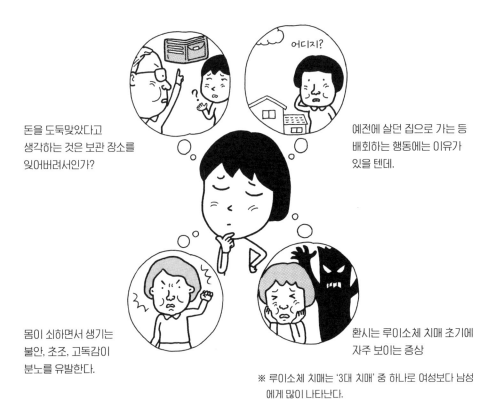

돈을 도둑맞았다고 생각하는 것은 보관 장소를 잊어버려서인가?

어디지?

예전에 살던 집으로 가는 등 배회하는 행동에는 이유가 있을 텐데.

몸이 쇠하면서 생기는 불안, 초조, 고독감이 분노를 유발한다.

환시는 루이소체 치매 초기에 자주 보이는 증상

※ 루이소체 치매는 '3대 치매' 중 하나로 여성보다 남성에게 많이 나타난다.

이해하기 힘든 언동에도 의미가 있다

문제 행동의 배경에는 '현재 장소에서 느끼는 불편감' '과거로의 회귀' '불안' '초조함' 등의 원인이 숨어 있을 가능성이 있습니다. 환자의 마음을 이해하려는 간병인의 태도가 안심감을 제공해서 증상을 개선하는 데 도움을 주기도 합니다.

 폭언이나 폭력, 흥분, 우울, 환시, 망상, 배회, 실금, 농변 등의 문제 행동(주변 증상)을 BPSD(behavioral and psychological symptoms of dementia. 치매 행동과 심리 증상)라고도 한다.

12 마주 보고 말한다

치매 환자는 시야가 좁아집니다. 정면에 없는 사람이나 물체는 잘 알아채지 못합니다. 갑자기 말을 걸지 말고 환자의 눈앞에 선 다음에 말을 겁시다.

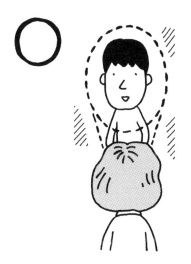

말을 걸 때는 시야에 들어가는 정면에 선다.

정면에서 말 걸기

마주 보며 대응하는 태도는 상대방에 대한 성의를 보여준다.

멀리 떨어진 곳에서 말 걸지 않기

시야에 들어오지 않는 옆이나 뒤에서 갑자기 말을 걸면 치매 환자는 놀랄 수 있다.

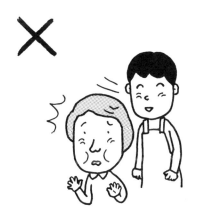

갑자기 뒤에서 말을 걸면 놀랄 수 있다.

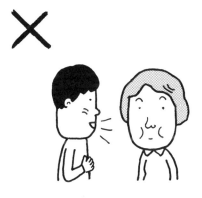

옆에서 말을 걸면 알아채지 못한다.

13 시선을 맞추고 낮은 톤으로 말한다

말할 때는 시선을 맞춥니다. 또 고령자는 고음역이 잘 들리지 않으므로 낮은
소리로 천천히 말합니다.

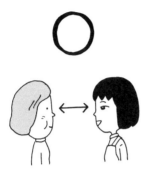

시선을 같은 높이로 맞추기
시선을 맞추고 말하면 질문에 대한 반응이 달라진다.

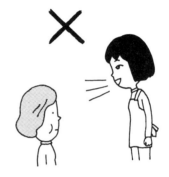

위에서 내려다보며 말하지 않기
내려다보는 시선은 위압감을 주고 무시하는 인상을
준다.

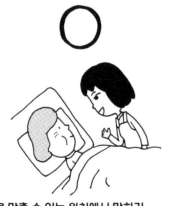

시선을 맞출 수 있는 위치에서 말하기
누워 있는 사람에게는 시선 끝으로 얼굴을 가까이
가져간다.

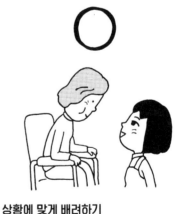

상황에 맞게 배려하기
앞으로 숙인 자세로 있는 사람에게는 낮게 앉아서
시선을 맞춘다.

 프랑스에서 시작된 '유마니튜드(humanitude)'는 시선 높이, 말하는 방식, 몸을 만지는 방식을 세심하게 배려하여
'당신을 소중히 생각합니다'라는 마음을 상대방에게 전하는 돌봄 기법이다. 다른 나라의 의료 기관이나 요양 시설
에도 도입되었다.

14 부드럽게 신체를 접촉한다
– 스킨십의 중요성

치매 환자의 손이나 팔꿈치에 부드럽게 손을 대며 말을 걸어보세요. 손바닥
전체로 감싸 안듯이 손을 대면 환자는 안정감을 느낍니다. 표정도 한결 온
화해집니다.

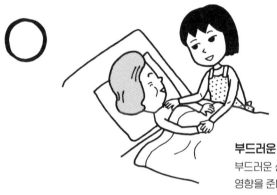

부드러운 터치로 애정이 더해진다
부드러운 신체 접촉은 돌보는 사람에게도 긍정적인
영향을 준다. 마음이 따뜻해지며 그 온기가
환자에게도 전해진다.

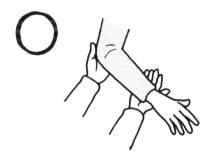

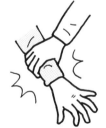

손바닥으로 아래에서 받치듯이
겨드랑이를 들어 올려 지탱하는 방식은
탈구될 위험이 있으므로 아래에서 받친다.

꽉 쥐지 않는 것이 철칙
손목이나 팔을 꽉 쥐면 공격적인 인상을
준다.

15 귀 기울여 듣는다
─ 눈·귀·마음으로 경청한다

치매 환자의 이야기를 들을 때는 환자가 하는 말에 담긴 마음을 헤아리면서
귀를 기울입니다. 경청하는 자세가 가장 중요합니다. 환자 본인이 주장하는
세계를 부정하지 않고 경청하면서 마음을 이해하려고 노력하는 자세를 보
여주세요.

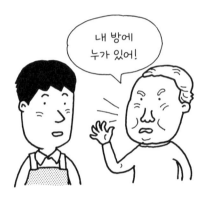

> 내 방에
> 누가 있어!

본인이 주장하는 세계를 부정하지 않는다.

"어떤 사람이 있어요?" "언제쯤이요?"
"방 어디쯤 있었어요?" "그럼 같이 한번 보러 갈까요?"

자유롭게 대답할 수 있는 질문(열린 질문)을 이어가면 환자 본인이 어떤 상태로 어떻게 느꼈는
지 파악할 수 있습니다. 구체적으로는 '언제' '어디서' '누가' '무엇을' '어떻게'와 같은 의문사를
사용하되 '왜'라는 질문은 피합니다.

마음속 불안감을 이해하기

핵심은 사실 여부가 아니라 환자의 마음을 편안하게 만드는 것입니다. 치매 환자는 심리적으
로 불안한 상태임을 늘 명심합니다.

 경청과 공감으로 마음을 연결하는 인정 요법(validation therapy)은 미국의 사회운동가 나오미 페일(Naomi Feil)
이 1963년 제창한 접근법이다. 치매 치료에 효과적이라고 알려져 있다.

16 환자의 말을 반복한다

경청하고 있다는 뜻으로 환자가 하는 말의 주요 단어를 반복하는 방법이 있습니다. 환자는 자신이 한 말을 확인받을 때 안심감을 느낍니다.

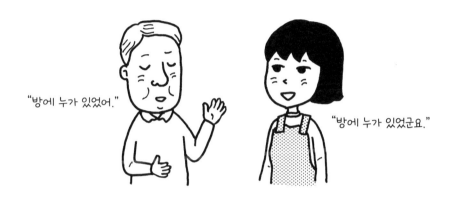

"방에 누가 있었어."

"방에 누가 있었군요."

말뿐만 아니라 표정이나 말투도 비슷하게 반복하면 효과가 더욱 뛰어나다.

무반응일 때는 '자동 반응'

상대방이 아무 반응도 보이지 않을 때는 돌봄을 진행하는 자신의 동작이나 내용을 실시간으로 중계하는 '자동 반응(오토 피드백)' 방식을 활용합니다.

몸을 닦을 때는   **"따뜻한 수건을 가져왔어요."**
                    "지금부터 몸을 닦을게요."
                    "왼쪽 팔을 조금 들겠습니다."
                    "이제 수건을 댈게요."

이처럼 동작을 설명하는 말을 이어가면 치매 환자가 상황을 이해할 수 있고 돌봄도 수월해집니다.

17 공감한다 – 맞장구치기

일방적으로 설명하거나 환자의 말을 부정하지 않고 환자 본인의 말에 공감을 표시합니다. '공감'은 상대의 감정과 심리적 상황 등을 자신도 똑같이 느끼고 이해하는 일입니다.

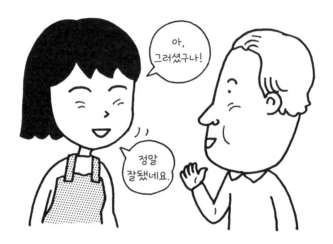

대화에 동조·공감·배려를 담기

"맞아요. 맞아요." (수긍하기, 맞장구치기)
"아, 그러셨구나." (동조하기)
"힘드셨겠네요." (공감하기)
"괜찮을 거예요." "걱정하지 마세요." (배려하기)

공감을 보이는 5가지 방법

① 이야기를 충분히 들어주기
② 긍정하기(부정하지 않기)
③ 웃는 얼굴로 듣기
④ 고개를 끄덕이기
⑤ 맞장구치기

대화 마지막에
"~해서 다행이네요."를 덧붙이면 공감하는 마음이 더욱 드러납니다.

18 '오늘'에 대해 이야기한다

날짜, 장소, 계절, 인간관계 등을 인식하지 못하는 지남력 장애 개선에 도움이 되는 '현실 감각 훈련(reality orientation therapy)'이라는 방법이 있습니다.

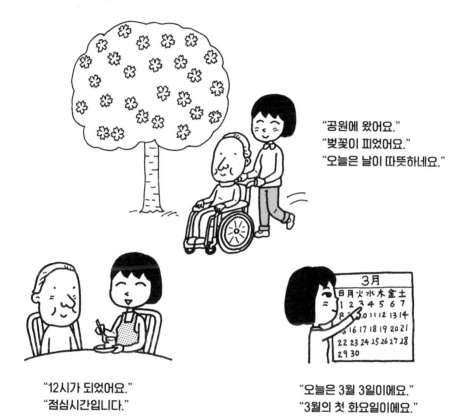

"공원에 왔어요."
"벚꽃이 피었어요."
"오늘은 날이 따뜻하네요."

"12시가 되었어요."
"점심시간입니다."

"오늘은 3월 3일이에요."
"3월의 첫 화요일이에요."

자연스럽게 전달하기

대화 중에 날짜나 시간, 장소, 계절, 날씨 등 현재에 대한 정보를 자연스럽게 전달합니다. 다만, "오늘이 며칠이죠?" "여기가 어딘지 아세요?"라고 시험하듯 묻는 것은 금물입니다.

 현실 감각 훈련은 1968년 미국에서 전쟁 후유증이 있는 군인을 대상으로 시행했으며, 현재는 치매 개선에 효과적인 방법으로 알려져 있다.

37

19 칭찬한다 – '감사합니다'의 효력

'칭찬하기'와 '인정하기'를 늘 가슴에 새겨두세요. 다소 과장될 정도로 칭찬하면 환자의 얼굴에 미소가 피어납니다. "감사합니다."라는 감사의 말도 잊지 마세요.

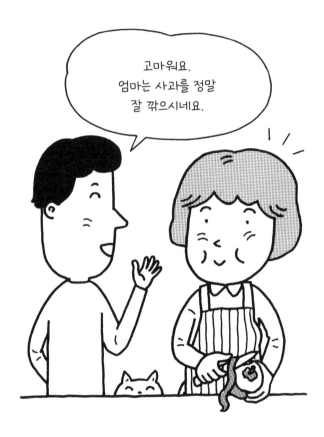

고마워요.
엄마는 사과를 정말
잘 깎으시네요.

칭찬과 인정은 치매 환자를 안심시킨다

아무리 사소한 것이라도 환자가 스스로 해내거나 누군가에게 도움이 되는 일을 할 때마다 반드시 칭찬의 말을 건넵니다. 자신의 역할을 잘하고 있다는 것을 일깨우면 자신감으로 이어집니다. 칭찬받고 인정받는 사람은 문제 행동을 보이지 않습니다.

20 적정선에서 맺고 끊는 능력을 기른다

돌봄에서 모든 것을 완벽하게 해내려 하지 마세요. 가끔은 '치매이니 어쩔 수 없다'라고 어느 정도 받아들이는 자세가 필요합니다. 돌봄은 느긋하게 여유를 가지고 지나치게 애쓰지 않는 것이 중요합니다.

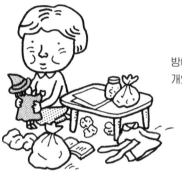

방이 지저분해도 치매 환자 본인이 개의치 않는다면 크게 문제 삼지 않는다.

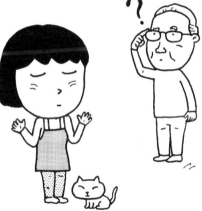

건망증이 심해도 딱히 곤란한 상황이 생기지 않는 한 너무 신경 쓰지 않는다.

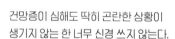

너그럽게 생각하고 대처한다

생명에 지장이 있을 정도로 긴박한 상태가 아니라면 지나치게 걱정하지 말고 가끔은 그대로 두어도 괜찮습니다. 현명하게 상황을 판단하면서 치매 환자와 함께 생활하는 방법을 찾아갑니다.

21 화내지 않는다 – 감정 조절법

치매 환자가 같은 내용을 여러 번 묻거나 부탁하지 않은 일을 해서 괜한 수고를 만들 때 보호자는 불쑥 화가 치밀기도 합니다. 이때 어떻게 하면 화를 내지 않을 수 있을까요? 비결을 소개합니다.

숫자를 세면서 한 템포 쉬어가기

머릿속으로 '1, 2, 3'이라고 숫자를 세거나 심호흡하면서 잠시 틈을 두고 마음을 가라앉힙니다.

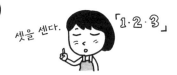

그 자리를 떠나기

"잠깐 화장실에 다녀올게요." 또는 "차를 끓여 올게요."와 같이 양해를 구하고 일단 그 자리를 떠나서 마음을 진정시킵니다.

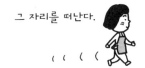

추억이 담긴 가족사진을 장식하기

눈에 잘 띄는 곳에 추억이 담긴 가족사진을 장식해 두고 화가 날 것 같을 때 그 사진을 봅니다.

화를 다스리는 주문 외우기

'어쩔 수 없지.' '분명 이유가 있을 거야.' 등 화를 가라앉히는 자기만의 주문을 만들어 두고 화가 날 때마다 마음속으로 되뇝니다.

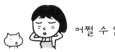

화난 감정 정리하기

일기에 오늘 화났던 일을 적으며 앞으로의 교훈으로 삼습니다.

기분 전환으로 스트레스를 해소하기

드라이브나 쇼핑, 운동 등 일상의 공간을 벗어나 기분 전환을 합니다.

그래도 화를 냈다면 '미안해요'라고 사과하기

"미안해요."라는 말 한마디로 분위기가 부드러워지고 화났던 마음도 진정됩니다.

22 자존감을 자극한다

인지 기능이 저하되면 할 수 없는 일이 많아지고 실수가 잦아집니다. 그때마다 주의를 주고 명령하는 등 어린아이를 대하듯 과잉으로 보살피려 하면 치매 환자는 자존심에 상처를 입습니다.

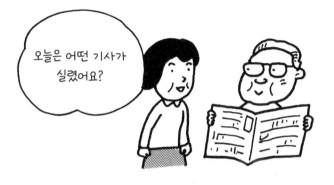

오늘은 어떤 기사가 실렸어요?

의지하고 가르침을 청하면서 자존심을 높여준다.

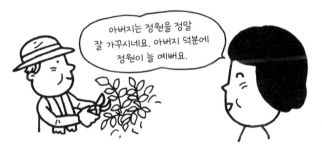

아버지는 정원을 정말 잘 가꾸시네요. 아버지 덕분에 정원이 늘 예뻐요.

취미나 특기 등을 칭찬한다.

실수나 착오를 지적하고 논리적 설명을 일방적으로 쏟아내는 일은 삼간다. 명령하는 말투나 가르치는 듯한 태도로 말하지 않는다.

부탁하고 의지하기

잘하는 일, 좋아하는 일을 하도록 독려하고 환자에게 의지하는 모습을 보여주면서 치매 환자의 자존감을 자극합니다. '~해주실래요?' '~ 부탁해도 될까요?' '같이 해주세요!' 등의 표현을 활용해 보세요.

23 생활 리듬을 만든다

집에만 있으면 활동량이 줄어서 낮과 밤의 균형이 망가지기 쉽습니다. 누워만 있기보다 규칙적이고 바람직한 생활을 할 수 있도록 옆에서 도와주세요.

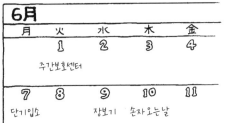

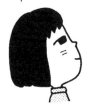 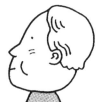

일주일 단위로 계획을 세우고 실천한다.

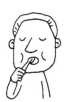

아침에는 세수와 양치로 상쾌한 기분을 만든다.

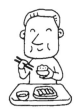

정해진 시간에 식사를 한다.

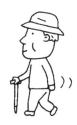

산책을 매일 일과에 넣는다.

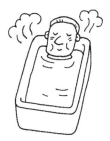

저녁에 목욕해서 몸을 따뜻하게 만든다.

하루 일과를 정해두기

기상, 식사, 산책 등은 정해진 시각에 시행합니다. 일어나면 햇볕을 쬐며 체내 시계를 리셋하고 아침 드라마를 챙겨 보는 등 정해진 일과를 만들어보세요. 주간보호센터에 가는 것도 생활에 활력을 줄 수 있어 효과적입니다.

한 번에 한 가지만 말한다

치매가 진행되면 조금 전 일을 기억하지 못하고 여러 가지를 동시에 하기가 어려워집니다. 한 번에 한 가지씩 짧은 말로 전달하는 것이 효과적입니다.

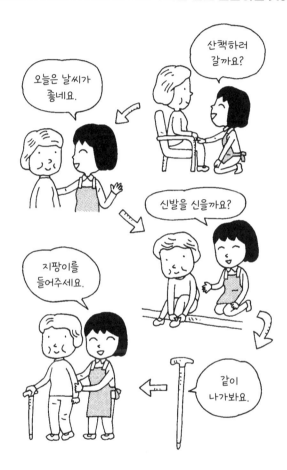

> **한 번에 한 가지만 이해할 수 있으므로 쉬운 표현으로 짧게 말하기**

"오늘은 날씨가 좋으니 지팡이를 짚고 산책하러 나갈까요?"라고 하면 '날씨' '지팡이' '산책' 등 여러 단어가 등장하므로 혼란스러울 수 있습니다. 무언가를 전할 때는 정보량을 줄이고 요점만 전합니다.

25 추억담을 듣는다 – 회상 요법

치매에 걸려도 어렸을 때, 젊었을 때의 기억은 남아 있습니다. 정겨운 옛 추억을 이야기하면 뇌에 자극을 주어 마음이 안정되는 효과가 나타납니다. 이를 회상 요법이라고 합니다.

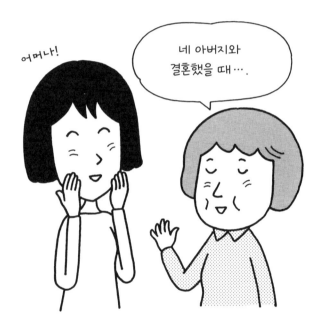

가장 좋은 청자는 가족

'회상 요법'은 묻혀 있던 기억을 끄집어냄으로써 뇌를 활성화하여 치매가 진행되는 것을 막아줍니다. 가족이라도 몰랐던 이야기가 나오는 등 듣는 사람에게도 새로운 발견이 있는 즐거운 시간을 선사합니다.

 회상 요법은 1960년대 미국 정신의학과 의사 로버트 버틀러(Robert Butler)가 제창한 심리 치료법이다. 치매 환자에 대한 접근법으로 주목받고 있다.

26 함께 사진첩을 본다

회상 요법의 일환으로 사진첩을 보면서 옛 기억을 되살리는 것도 효과적입니다. 사진은 시각적 자극으로 잠들어 있던 기억을 떠올리게 합니다.

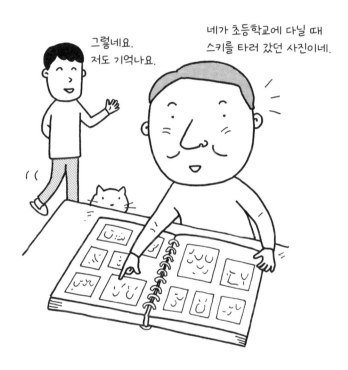

추억을 공유하기

사진첩에는 자신과 가족의 역사가 응집되어 있습니다. 추억을 공유하다 보면 대화도 자연히 무르익어 갑니다. 사진첩에 주석 또는 코멘트를 적어넣거나 사진첩을 바탕으로 '가족 연대표'를 만들어봐도 좋겠지요.

 회상 요법은 기분 안정, 대화 촉진, 자기 이야기를 들어준다는 만족감, 인생의 재확인, 자신감 회복의 효과가 나타나며 문제 행동을 방지하는 효과도 기대할 수 있다.

27 다른 사람과 대화할 기회를 늘린다

가족 외의 사람과 유대를 맺고 활발하게 의사소통을 하면 뇌가 활성화되어
치매 증상이 눈에 띄게 완화됩니다.

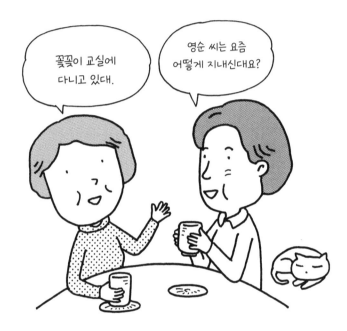

꼭꼭이 교실에
다니고 있대.

영순 씨는 요즘
어떻게 지내신대요?

다른 사람과 접촉하는 기회가 줄어들면 치매 증상이 악화할 위험이 커진다.
가벼운 잡담이 증상 완화에 도움이 된다.

대화는 훌륭한 두뇌 훈련

이웃과의 소소한 잡담, 친척이나 친구와의 대화는 훌륭한 두뇌 훈련이 됩니다. 다른 사람과
만나서 대화할 기회를 많이 만들어 주세요. 멀리 사는 사람과는 음성이나 영상통화로 연락을
주고받아도 좋습니다.

혼자서 고민하지 않는다
– 전문 기관에 상담하기

가족이 치매 환자를 돌보는 데는 커다란 부담과 돌봄 피로가 동반됩니다. 혼자서 모든 일을 떠안으려고 하지 말고, 전문가에게 조언을 구하고 돌봄 서비스를 이용해 보세요.

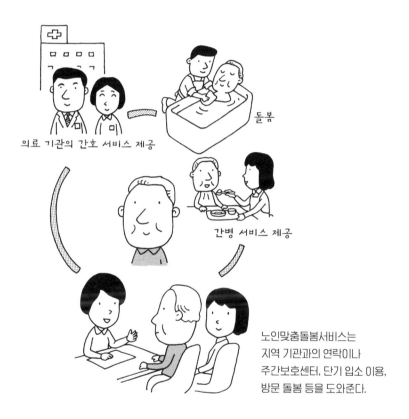

의료 기관의 간호 서비스 제공

돌봄

간병 서비스 제공

노인맞춤돌봄서비스는 지역 기관과의 연락이나 주간보호센터, 단기 입소 이용, 방문 돌봄 등을 도와준다.

돌봄 매니저는 돌봄 조정자의 역할

돌봄 매니저는 돌봄이 필요한 사람, 지원이 필요한 사람, 그 가족의 심신 상태, 가족 환경 등을 파악하고 돌봄 서비스를 계획 및 관리해 줍니다. 힘든 일이 있다면 행정복지센터(동사무소)나 보건소에 방문해서 치매안심센터의 문을 두드려보세요.

29 일어설 기회를 늘린다

치매에 걸리면 활동량이 줄어들어 근력이 쉽게 약해집니다. 되도록 일어서는 상황을 많이 만들고, 누워 있기만 하지 않도록 유의합니다.

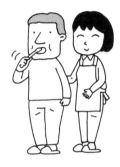

매일 아침 세수와 양치

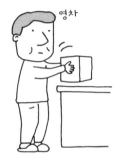

일상생활에 따르는 동작

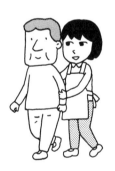

가능하면 걸어서 산책하기

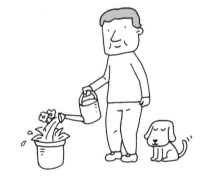

화분에 물 주기 담당하기

하루에 적어도 20분은 서 있기

일상생활 중에 자주 일어서도록 유도합니다. 세수, 양치, 옷 갈아입기, 화장실까지 이동, 집안일 또는 간단한 작업을 부탁해서 하루 총 20분 이상 서 있을 수 있도록 유의하면 근력을 유지하는 데 도움이 됩니다.

③⓪ 외출 기회를 최대한 늘린다

치매를 유발하는 요인 중 하나는 '집에만 틀어박혀 있는 생활'입니다. 외출하지 않게 되고 사람과 접촉할 기회가 줄어들어 자극이 적어지면 치매가 더욱 빠르게 진행됩니다.

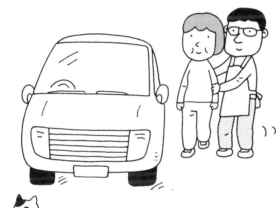

드라이브는 기분 전환에 도움이 되고 뇌에 자극을 준다.
이동하는 데 어려움이 없으면 가까운 곳으로 산책하러 가거나
함께 장을 보러 외출할 기회를 늘린다.

외출은 뇌에 자극을 준다

뇌를 건강하게 유지하는 데는 짧은 여행이나 드라이브가 효과적입니다. 문화를 접할 수 있는 장소 방문하기, 아름다운 풍경 감상하기, 가까운 사람들과 꽃구경 가기, 가족들과 성묘 가기 등 적극적으로 외출 기회를 만듭니다.

31 현재 가진 능력을 살린다

완벽하게 하지 못한다는 이유로 아무것도 하지 못하게 하면 오히려 증상이 악화됩니다. 사소한 일이라도 치매 환자에게 부탁하면서 스스로 '나도 도움이 되는 존재'라고 느낄 수 있도록 해주세요.

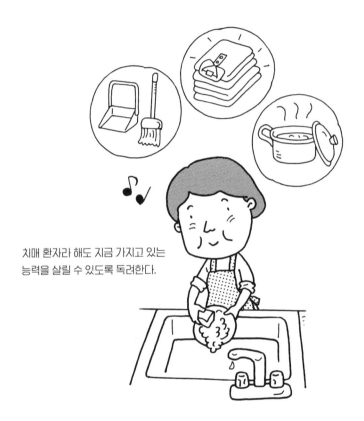

치매 환자라 해도 지금 가지고 있는 능력을 살릴 수 있도록 독려한다.

> **일상에서의 움직임으로 현재 기능을 유지하고 뇌를 활성화하기**

요리 순서를 헷갈리는 사람이라도 설거지, 쌀 씻기 등 가능한 일은 여전히 있습니다. 빨래를 개거나 화초에 물을 주고 꽃을 돌보는 일, 반려동물 먹이 주기 등 가능한 일을 맡겨주세요.

 덴마크에서는 고령자 지원의 핵심 키워드로 다시 스스로 할 수 있게 하는 것, 즉 '리에이블먼트(reablement)'를 중시한다. 해주는 것이 아니라 본인의 능력을 끌어내는 접근법을 말한다.

32 메모판을 활용한다

사람은 귀로 듣는 정보보다 눈으로 보는 정보를 더 잘 기억합니다. 치매 환자는 정보를 전달해도 금방 잊기 쉬우므로 글자로 써서 말과 함께 전달해 보세요.

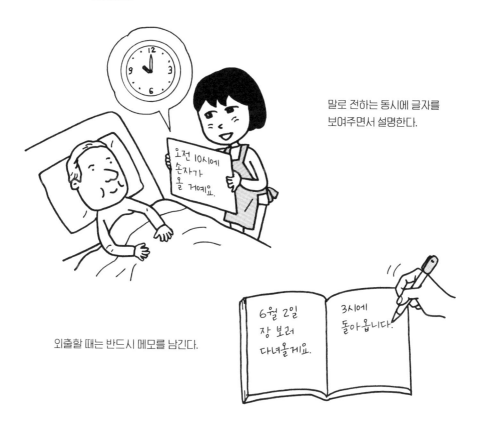

말로 전하는 동시에 글자를 보여주면서 설명한다.

외출할 때는 반드시 메모를 남긴다.

오늘은 주간보호센터에 가는 날, 병원에 가는 날 등 화이트보드나 수첩에 오늘 할 일을 적어 두면 눈으로 확인할 수가 있습니다. 말이 잘 통하지 않을 때는 그림을 활용하거나 필담을 나누는 방법도 효과적입니다.

51

③③ 손자의 힘을 빌린다

친밀한 사람과의 교류는 정신 건강에 좋은 영향을 줍니다. 특히 손자와의 커뮤니케이션은 고령자인 치매 환자에게 매우 커다란 기쁨이 됩니다. 단조로워지기 쉬운 일상에 자극을 불어넣습니다.

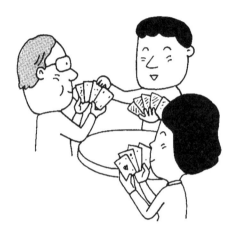

게임은 뇌의 정보 처리 과정을 자극한다.

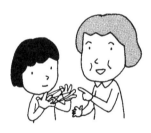

자신이 잘하는 것을 가르쳐주면 마음에 활력이 생긴다.

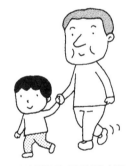

손자가 행동을 유도하면 치매 환자의 활동이 활발해진다.

손자와의 교류가 인지 기능 유지에 도움이 된다

경도 인지 장애가 있는 사람의 경우 손자와 함께라면 뇌에 자극을 주는 게임 등을 즐겁게 할 수 있습니다. 또, 손자에게 무언가를 배우고 가르쳐주거나 손자를 지켜보는 일과 같은 행위를 하면 감정 표현이 풍부해져 마음을 건강하게 합니다.

34 다른 사람과 유대를 쌓도록 독려한다

치매에 걸린 후에도 익숙한 지역에서 계속 생활하려면 이웃과의 유대도 중요합니다. 소극적으로 변하지 않도록 마을 활동 등에 함께 참여해서 사회적 교류를 쌓도록 독려합니다.

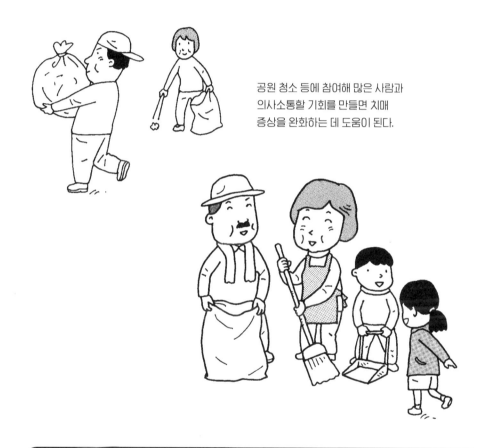

공원 청소 등에 참여해 많은 사람과 의사소통할 기회를 만들면 치매 증상을 완화하는 데 도움이 된다.

사회적 유대가 치매 발병 위험을 낮춘다

'일본 노년학 평가 연구 프로젝트'의 조사 결과, 지역 공동체 활동에 참여하는 등 사회와 연결 고리가 있는 사람은 치매 발병 위험을 비롯해 건강상 위험성이 낮다는 것이 밝혀졌습니다.

35 취미 활동을 유도한다

치매에 걸려서 여러 방면의 능력이 저하되어도 오랫동안 해왔던 활동이나 잘하는 일은 자연스럽게 수행할 수 있습니다. 핵심은 '의욕을 유지하는 것' 입니다.

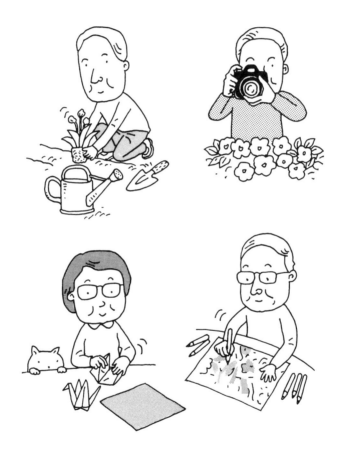

좋아하는 일을 하면 현재 가진 기능 유지에 도움이 된다

신문 읽기, 바느질, 풀 뽑기 등 좋아하는 일을 하는 것도 취미 활동으로 간주하고 응원해 주세요. 취미 활동의 성과를 가족이 칭찬해 주는 것도 중요합니다.

36 동물과 교감한다 – 애니멀 테라피

강아지나 고양이 등 친숙한 동물을 쓰다듬거나 품에 안고 말을 거는 행동은
마음에 안정감을 줍니다. 삶의 의욕을 불러일으키고 활동성을 증가시키는
효과도 나타납니다. 반려동물은 치매 환자의 든든한 지원자입니다.

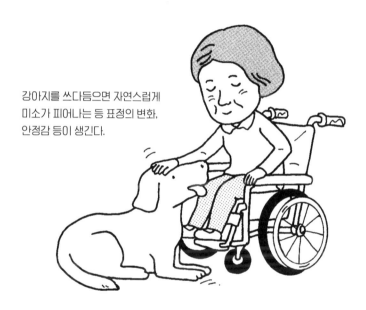

강아지를 쓰다듬으면 자연스럽게
미소가 피어나는 등 표정의 변화,
안정감 등이 생긴다.

'애니멀 테라피'의 효과

○ 저절로 미소가 피어나고 표정이 온화해진다.

○ 정신적으로 안정된다.

○ 의욕과 활동성이 높아진다.

○ 동물을 계기로 다른 사람과 대화할 기회가 생긴다.

○ 스트레스를 줄이고 우울 상태를 개선하는 효과가 있다.

③⑦ 웃을 기회를 늘린다

웃는 빈도가 낮을수록 인지 기능이 저하될 위험이 큽니다. 웃음은 불안이나 불면, 우울, 흥분 행동과 같은 증상을 개선하는 데도 도움이 됩니다.

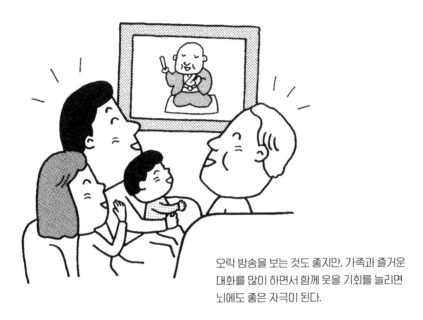

오락 방송을 보는 것도 좋지만, 가족과 즐거운 대화를 많이 하면서 함께 웃을 기회를 늘리면 뇌에도 좋은 자극이 된다.

웃음은 만병통치약

다른 사람과 이야기를 나누다 보면 자연히 웃게 됩니다. 그래서 치매 환자를 지탱하는 보호자가 웃는 얼굴로 있는 것이 그 무엇보다 중요합니다. 가족과 주변 사람의 미소가 환자를 웃음 짓게 만들고 불안감을 완화해서 증상의 진행 속도를 늦춰줍니다.

 일례로 일본에서는 오사카 정신의료센터와 요시모토흥업[일본의 대형 연예기획사]이 협력하여 웃음과 운동, 두뇌 훈련을 접목한 획기적인 치매 예방 프로그램을 시도하고 있다.

㉚ 지금까지의 생활 환경을 바꾸지 않는다

치매 환자는 생활의 사소한 변화에 민감하게 반응합니다. 익숙한 물건을 바꾸거나 집안 환경을 보호자가 마음대로 정리하면 안 됩니다. 안심할 수 있는 '익숙한 환경'을 유지하도록 유념해 주세요.

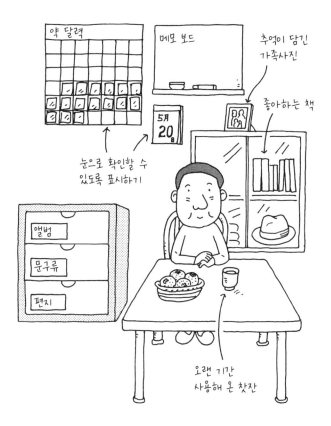

약 달력

메모 보드

추억이 담긴
가족사진

좋아하는 책

5月
20日

눈으로 확인할 수
있도록 표시하기

앨범

문구류

편지

오랜 기간
사용해 온 찻잔

'편안하고 안전한 느낌'과 '알아보기 쉬운 방식'을 염두에 두기

○ 익숙한 물건을 바꾸지 않는다.

○ 물건의 보관 장소나 실내 장식을 바꾸지 않는다.

○ 걷는 데 방해가 되는 물건은 치워둔다.

○ 알아보기 쉬운 표시를 해둔다.

○ 적절한 온도·습도를 유지한다.

○ 집 실내의 높낮이 차를 없앤다.

공감하기 위해서는
상상력이 필요하다

돌봄의 핵심은 '치매 환자에게 가까이 다가가기'입니다. 다가간다는 것은 곧 '곁에서 함께하는 것'입니다. 그저 옆에 있는 것이 아니라 상대의 마음에 공감하면서 상대의 마음과 자신의 마음이 겹친다는 의미이기도 합니다.

치매 환자에게 다가가려면 우선 상상력을 발휘할 필요가 있습니다. 환자의 마음과 본심을 헤아릴 수 있어야 합니다. 환자의 변화를 민감하게 감지하면서 '외로워한다' '곤란해하고 있다' '괴로워한다'라는 느낌이 들면 지체하지 말고 환자의 마음에 다가가세요. 환자의 마음에 공감을 표시하면 '당신은 혼자가 아닙니다. 가족은 당신을 걱정하고 있고 소중하게 생각하고 있어요.'라는 메시지를 전달할 수 있습니다.

또 보호자의 스트레스와 피로감이 심할 때는 치매 환자에게도 좋지 않은 영향을 줍니다. 돌봄은 너무 열심히 하려고 해서는 안 됩니다. 가족이 여유를 가지고 웃는 얼굴로 즐거운 분위기를 만들 때 치매 환자도 편안함을 느끼고 안정된 정신 상태를 유지할 수 있습니다.

제 3 장

문제 상황에
대처하는 방법

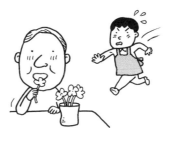

문제 행동의 배경에는 반드시 이유가 있습니다.
마음을 가라앉히고 원인을 찾아봅니다.

③9 같은 질문을 계속 반복할 때

같은 내용을 여러 번 묻는 이유는 단기 기억력이 저하되면서 들었던 것을 금방 잊어버리기 때문입니다. 그러니 환자에게는 늘 처음 듣는 이야기지요. 무시하거나 화내지 말고 상황에 맞춰 대답하는 융통성을 발휘해 주세요.

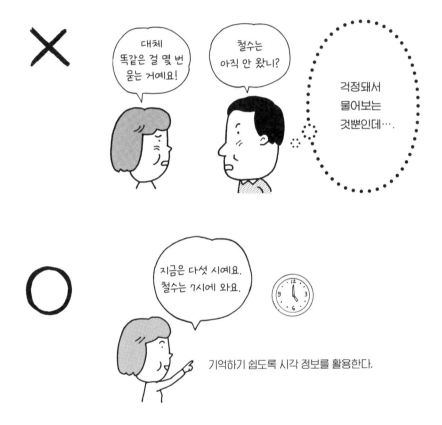

기억하기 쉽도록 시각 정보를 활용한다.

불안과 걱정의 표현

같은 내용을 여러 번 묻는 이유는 그것이 걱정되기 때문입니다. 질문 너머에 있는 불안과 걱정의 요소가 무엇인지 이해하면 반복되는 질문에 자연스럽게 대처할 수 있습니다.

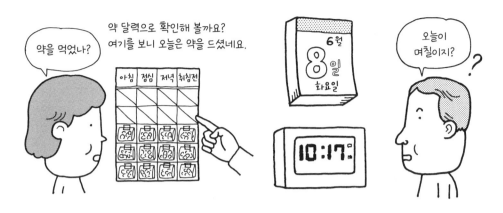

약 달력이 있으면 약을 먹었는지
한눈에 확인할 수 있다.

달력이나 시계를 가까이 두면
눈으로 확인할 수 있다.

✕ 하지 말아야 할 것

● "조금 전에도 말했잖아요!"라고 화를 내며 언성을 높인다.

● 짜증을 내며 무시한다.

○ 적절한 대처법

● **성의를 가지고 대답한다**
환자는 방금 들은 내용을 기억하지 못하므로 다시 물어도 매번 처음 질문처럼 대답
한다.

● **시각 정보를 활용한다**
달력에 일정을 적어두거나 질문의 대답을 화이트보드에 적어두면 효과적이다.

● **'똑같은 질문을 100번 받는다'라는 각오를 다진다**
100번 이상 똑같은 질문을 받을 것이라는 각오로 온화하게 대처한다.

● **상대방에게 맞춰주면서 마음을 느긋하게 가진다**
짜증이 날 때는 감정 조절법(40쪽 참고)을 염두에 두고 대처한다.

40 식사하고도 '밥은 언제 먹냐'라며 재촉할 때

치매 환자는 식사했다는 것을 잊어버리기 쉽고 포만감을 잘 느끼지 못합니다. 일정 시기에 이상 식욕이 나타나기도 하나 과식은 대체로 일시적 현상이므로 지나치게 부정하지 말고 적정선에서 대응하세요.

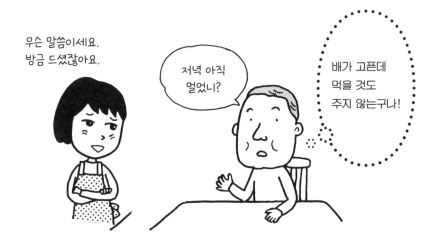

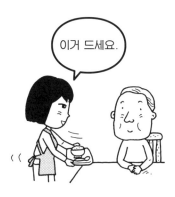

이거 드세요.

음식을 재촉할 때 칼로리가 낮은
음식을 조금씩 제공한다.

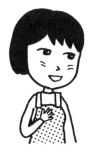

죄송해요.
지금 준비할게요.

부정하거나 설명·설득하지 않고
환자의 주장을 받아들이고 대처한다.

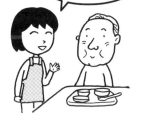

식사는 맛있게
하셨어요?

식사를 마쳤다는 것을 말로
확인한다.

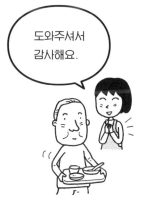

도와주셔서
감사해요.

식사 준비에 참여하면 식사했다는
기억이 더 잘 남는다.

◯ 적절한 대처법

- 요구할 때마다 소량씩 제공한다.(약간의 과식은 너무 걱정하지 않는다.)
- 먹은 후에 식기를 한동안 그대로 둔다.
- 맛을 보거나 그릇을 옮기는 등 식사 준비에 참여시켜 식사했다는 인식을 심어준다.
- 텔레비전을 보는 등 먹거리 이외의 것으로 관심을 돌린다.

먹을 것이 아닌데 먹으려고 할 때

치매 환자는 음식이 아닌데도 먹으려고 하는 이식 증상을 보이기도 합니다. 미각과 후각이 약해진 상태여서 입에 넣어도 음식인지 아닌지 제대로 인식하지 못합니다. 건강에 치명적일 수 있으므로 매우 주의해서 대처해야 합니다.

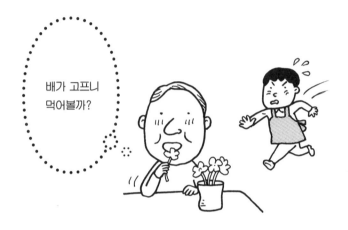

배가 고프니 먹어볼까?

외로울 때 이식 증상이 나타나기 쉽다

먹는 행위는 안심감을 불러일으키므로 외로움이나 불안, 스트레스를 느끼는 상태에서 배가 고프면 아무거나 입에 넣기가 쉽습니다.

✕ 하지 말아야 할 것

- "대체 뭘 먹는 거예요!"라며 매서운 말투로 혼낸다.
- "식사 시간까지 참으세요."라고 타이른다.
- 억지로 빼앗으려고 한다.(당황해서 삼켜버릴 위험이 있다.)
- 입안에 손을 넣어 빼내려고 한다.(손가락을 물어버린다.)

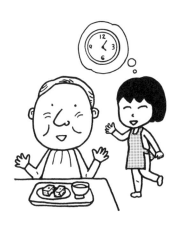

지나친 공복감을 느끼지 않도록
적당한 시간에 간식을 준비한다.

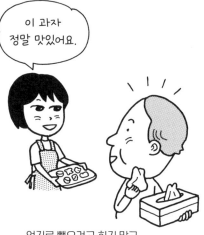

억지로 뺏으려고 하지 말고
음식과 교환한다.

 페트병 뚜껑

 방향제 구슬

 작은 인형

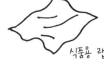 식품용 랩

 티슈

 단추형 전지

 열쇠

■ 이식이 발생하기 쉬운 물건

흰색 물건 / 둥근 물건 / 화려한 색의 물건 / 한입 크기의 물건 / 티슈 / 약봉지 / 페트병 뚜껑 / 열쇠 / 그림이
그려진 봉지 / 식품용 랩 / 간장 등을 넣는 작은 통 / 방향제 구슬 / 단추형 전지 / 작은 인형 / 단추 / 지우개 /
관엽식물 / 반려동물 먹이 등

○ 적절한 대처법

- 무언가를 먹으려 하는 시간을 기록해 두고 그 시간쯤에 간식을 제공한다.
- 음식과 헷갈리기 쉬운 물건, 위험한 물건을 식탁에 두지 않는다.
- 주변에 아무것도 두지 않는 삭막한 환경을 만들기보다는 꽃 등을 손이 닿지 않는 곳에 둔다.
- 과자나 과일 등 먹거리를 두는 장소를 정해두고 인식시킨다.
- 음식물이 아닌 것을 먹었을 때는 스스로 입에서 꺼내도록 유도한다. → 진짜 음식과 교환한다.

42 돈을 도둑맞았다고 주장할 때

금품 등을 도둑맞았다고 믿는 '도난 망상'은 알츠하이머형 치매의 전형적인 증상이며 기억 장애로 발생합니다. 환자의 호소를 부정하지 말고 귀 기울여 들어주면서 대응하는 것이 기본 원칙입니다.

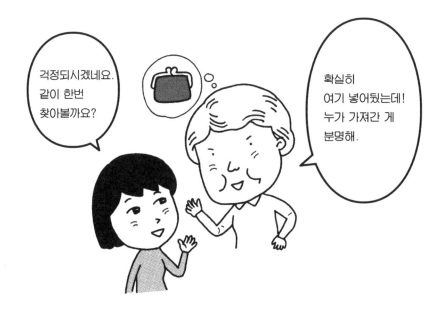

보관 장소를 잊어버리는 것이 원인

고령이 되면 돈에 대한 불안 때문에 소중한 지갑이나 통장을 확실하게 챙겨두려 하지만 어디에 보관했는지 잊어버리기가 쉽습니다. 그러나 정작 잊어버렸다는 자각이 없으므로 '없어졌다' '도둑맞았다'라고 생각하는 것입니다.

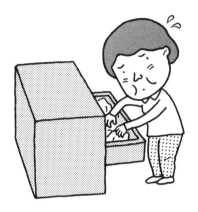
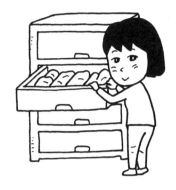

소중한 물건을 넣어둘 법한 서랍이나
선반을 미리 확인해 둔다.

✕ 하지 말아야 할 것

● "아무도 훔쳐가지 않았어요."라고 사실과 다름을 지적한다.

● "네가 훔쳤지!"라는 말을 듣고 화를 낸다.(친근한 사람을 의심하기 쉽다.)

◯ 적절한 대처법

● 함께 찾아본다.(환자의 호소에 귀를 기울이고 동조하면서 함께 찾아본다.)

● 관심을 다른 데로 돌린다.("차 한잔 마시고 같이 찾아봐요."라고 한다.)

● 환자 스스로 발견할 수 있도록 유도한다. 보호자가 먼저 발견했을 때는 환자 본인이
찾기 쉬운 곳에 두고 직접 찾도록 유도한다. '내가 찾았다'라는 안심감을 끌어내는 것
이 중요하다. 발견하면 "다행이네요!" 하고 함께 기뻐한다.

ー예방법ー

● 정기적으로 용돈을 제공함으로써 금전적 불안을 해소한다.

● 작은 소품을 정리할 전용 상자를 준비한다.(소지품을 도둑맞았다고 생각하기 쉽다. 틀
니, 보청기 등은 휴지와 섞여서 함께 버려지는 경우도 있다.)

주간보호센터에 가려고 하지 않을 때

혼자서 낯선 장소에 가는 것은 누구에게나 불안하고 긴장되는 일입니다. 가고 싶지 않다는 본인의 기분과 그 이유를 받아들이고 시설 직원과 해결책을 찾아봅니다.

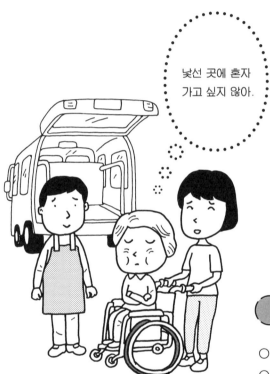

낯선 곳에 혼자 가고 싶지 않아.

싫어하는 이유

○ 프로그램에 흥미를 느끼지 않는다.
○ 이동하는 것이 번거롭다.
○ 분위기에 섞이지 못한다.
○ 시설에 불만이 있다.

✕ 하지 말아야 할 것

● 환자가 싫어하는데 억지로 보낸다.

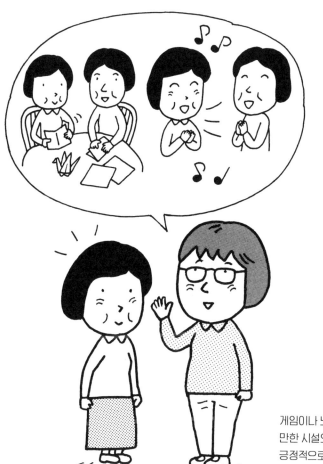

게임이나 노래, 계절 행사 등 관심을 가질
만한 시설의 프로그램 내용을 알려주며
긍정적으로 생각하도록 유도한다.

○ 적절한 대처법

● 시설이 제공하는 서비스를 파악하고 환자 본인이 즐길만한 프로그램을 찾는다.

● 친한 사람이 다니는 시설에 간다. 이용자 중에 지인이 있으면 적응하기가 쉽다.

● 처음에는 가족이 동행하고 반나절만 이용한다. 점차 이용 시간을 늘린다.

● "주간보호센터에 가주셔서 고마워요."라고 솔직하게 고마움을 표현한다.

● "○○씨가 어머니 만나고 싶다고 기다리고 있어요."라며 유도한다.

● 외출을 강요하지 말고 우선 "개운하게 씻을까요?"와 같이 씻는 데만 초점을 맞춘다.

● 어떻게 해도 적응하기 어려워하면 다른 시설을 검토한다.

44 집에 있는데도 집에 가고 싶다고 말할 때

치매 환자는 기억 장애나 판단 장애로 자신이 있는 장소를 인식하지 못하고 불편이나 불안을 느끼면 태어나서 자란 집, 예전에 살던 집 등 기억 속에서 가장 편안했던 장소로 가고 싶어 합니다.

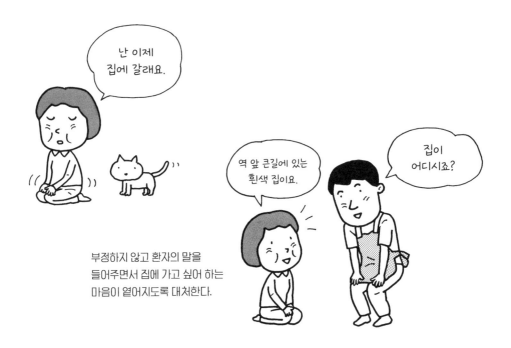

난 이제 집에 갈래요.

역 앞 큰길에 있는 흰색 집이요.

집이 어디시죠?

부정하지 않고 환자의 말을 들어주면서 집에 가고 싶어 하는 마음이 옅어지도록 대처한다.

황혼 증후군

치매 환자가 해가 지는 시간부터 유난히 불안과 초조를 느끼며 인지 기능에 이상을 보이는 현상을 황혼 증후군이라고 합니다. 기억은 현재부터 역으로 거슬러 흐릿해지므로 지금 사는 집을 그저 낯선 곳으로 느낍니다. 특히 저녁 무렵에 나타나는 귀가 희망은 황혼 증후군의 대표적인 증상으로 볼 수 있습니다.

✕ 하지 말아야 할 것

● 혼내거나 설득하는 것은 불안을
　부추길 뿐이다.

● 거짓말로 얼버무리지 않는다.

여기가 아버님 집이에요!

현관문이 고장 나서
못 나가요.

역까지
모셔다 드릴게요.

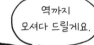

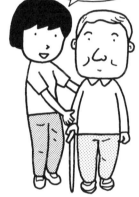

차 한잔 드시고
천천히 가세요.
철수도 금방 올 거예요.

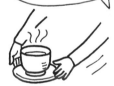

○ 적절한 대처법

● 집에 가고 싶다고 호소하는 환자의 감정을 피하지 말고 마주한다.

● "우선 차라도 한잔 드시고 가세요."
　→ 화제를 돌려서 귀가 희망을 가라앉힌다.

● "오늘은 벌써 시간이 너무 늦었으니 하루 자고 내일 가세요."
　→ 부드러운 방식으로 저지하면 환자의 마음이 안정되기도 한다.

● "역 앞까지 모셔다 드릴게요."
　→ 잠시 집 주변을 함께 걸으면 걷는 사이 집에 가고 싶다는 생각을 잊어버린다.

45 갑자기 화를 내고 폭력을 행사할 때

치매 환자는 감정을 조절하지 못해서 화를 내거나 소리 지르고 폭력을 행사하는 등의 문제 행동을 일으킬 때가 있습니다. 그런 행동의 배경에는 방아쇠가 되는 요인이 숨어 있습니다.

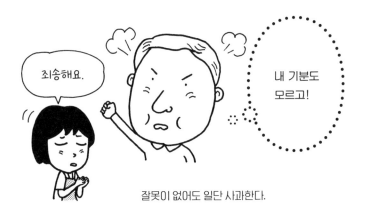

잘못이 없어도 일단 사과한다.

고려할 수 있는 요인

○ 자기 자신에게 느끼는 한심함, 불안, 고독 등
○ 자존심에 상처를 입은 경우(질책, 지시, 강요, 어린아이 취급)
○ 보호자의 재촉, 짜증, 사소한 말 한마디
○ 아무 말도 하지 않고 행해지는 돌봄 행위, 부적절한 돌봄 행위
○ 수면 부족, 공복, 통증, 변비 등 건강상 문제

화를 내고 흥분하는 근본적인 요인은?

화를 내고 흥분하는 배경에는 불안, 초조, 고독감 등에서 비롯된 스트레스, 가족과의 관계 등 다양한 요인이 있습니다. 그 원인을 없애면 흥분, 폭력과 같은 행동은 줄어듭니다.

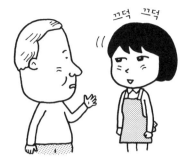

환자가 진정되면 환자의 이야기를 경청한다.

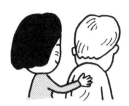

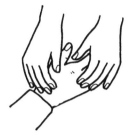

등을 부드럽게 쓸거나 손을 잡는 등
스킨십을 한다.(손을 잡는 행위는
신기한 효력을 발휘한다.)

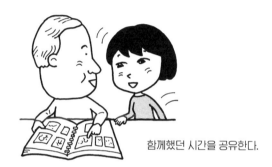

함께했던 시간을 공유한다.

✕ 하지 말아야 할 것

- "하지 마세요" "진정하세요" 등(논리적인 말은 흥분 상태에서 귀에 들어오지 않는다.)
- 보호자까지 험악한 표정을 짓는다.

○ 적절한 대처법

- 잘못이 없어도 일단 "죄송해요"라고 사과한다.
- 흥분 상태가 너무 심할 때는 그 자리를 떠나 시간을 두고 진정될 때까지 기다린다.
- 이럴 때는 더욱 웃는 얼굴을 보인다.(환자도 얼굴이 풀어지며 화가 누그러진다.)
- 손을 잡거나 어깨를 안는 등 부드럽게 신체에 접촉한다.
- 주간보호센터를 이용해 체조, 레크리에이션 등으로 몸을 움직인다.
- 조용한 환경을 조성하고 마음을 진정시킨다.
- 함께 있는 시간을 늘린다.(곁에서 지켜보기만 해도 된다.)

바람을 피운다고 소동을 일으킬 때

치매 환자의 망상 중에는 배우자가 바람을 피운다고 믿는 '질투 망상'도 있습니다. 소중한 사람과의 연결이 끊어지는 공포와 고독감, 자신의 장소와 역할을 잃어버리는 등의 상실감이 증상의 원인이므로 보호자는 최대한 침착하게 대응해야 합니다.

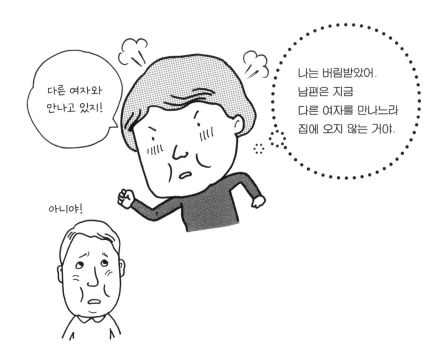

상대에 대한 깊은 애정에서 비롯된다

배우자가 외출 장소, 귀가 시간을 말해도 기억하지 못하고 다른 사람과 만나고 있다고 착각합니다. 또 이성과 대화를 조금 나누기만 해도 바람을 피운다고 의심합니다. 질투 망상은 깊은 애정에서 비롯됩니다.

- "바람피우는 거 아니야!"라고 부정한다.(변명이라 생각하므로 의심만 더욱 커진다.)

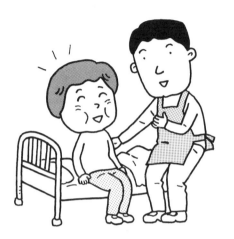

돌봄에 관여하는 직원을 배우자와
동성으로 배치한다.

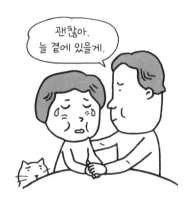

손을 잡고 침착하게 말을 걸면서
안심시킨다.

○ 적절한 대처법

- 가까이서 안심시킨다. 손을 잡는 등 스킨십도 효과적이다.
- 자신을 돌봐주는 간병인이나 시설 직원 등을 배우자의 바람 상대로 의심한다면 배우자와 동성인 직원으로 교대를 요청한다.
- 치매 환자에게 칭찬과 감사를 자주 전한다.
- 혼자 두지 않고 함께 있는 시간을 늘린다. − 다정하고 정중하게 대하는 것이 해결법이 된다.
- 환자가 주체적으로 행동할 수 있는 취미·사교의 장을 만들고 역할을 준다.

존재하지 않는 것이 보인다고 호소할 때

환시나 환각은 루이소체 치매에서 자주 나타나는 증상으로 치매 초기부터 중기에 걸쳐 출현합니다. 환자는 '보인다' '거기에 있다'라고 믿고 있으므로 환자의 주장을 무턱대고 부정해서는 안 됩니다.

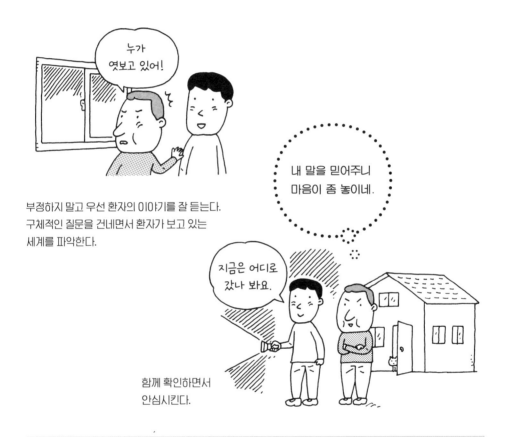

부정하지 말고 우선 환자의 이야기를 잘 듣는다.
구체적인 질문을 건네면서 환자가 보고 있는 세계를 파악한다.

함께 확인하면서 안심시킨다.

환자의 호소를 받아들이고 말을 맞춰준다

'집에 누군가 있다' '벌레가 있다'라고 호소하는 경우가 많습니다. 아무리 현실과 동떨어진 상황이라도 우선 이야기를 맞춰주며 환자가 말하는 세계에 함께 들어가는 것이 포인트입니다.

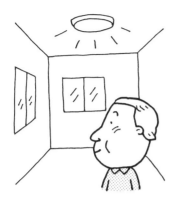

방 안을 밝게 해서 사물이
잘 보이도록 한다.

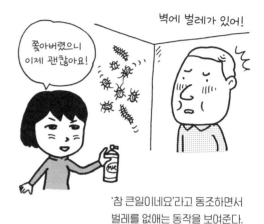

벽에 벌레가 있어!

쫓아버렸으니
이제 괜찮아요!

'참 큰일이네요'라고 동조하면서
벌레를 없애는 동작을 보여준다.

✕ 하지 말아야 할 것

- "아무것도 아니에요" "아무도 없어요"라며 부정한다.
- 무시하고 상대하지 않는다.

◯ 적절한 대처법

- 환자의 이야기에 귀를 기울인다. 환자는 말하면서 서서히 마음의 안정을 찾는다.
- "무서우셨겠네요." 하고 동조한다.
- 함께 확인하고 불안을 없앤다. 벌레가 있다고 호소할 때는 쫓아내는 동작을, 검은 얼룩이 있다고 주장할 때는 아무것도 없어도 닦아내는 동작을 보여준다.
- 집에 누가 있다고 호소하면 "제가 아는 사람이라 괜찮아요."라고 안심시킨다.
- 착각하기 쉬운 것(그림, 옷걸이에 건 빨래 등)을 치워둔다.

48 말을 걸어도 대답하지 않을 때

치매에 걸리면 자신감 상실, 절망감, 고독감 등의 이유로 무언가 하고 싶다는 의욕이 저하되고 집에 틀어박혀 멍하니 있는 시간이 많아집니다. 옆에서 말을 걸어도 무반응일 때는 방치하지 말고 적극적으로 말을 걸어주세요.

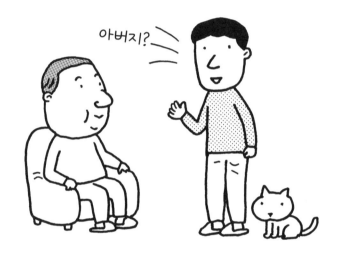

아버지?

긍정적인 말을 건네는 것이 중요하다
설령 반응이 없더라도 얼굴을 보고 밝게 웃으며 말을 걸도록 노력합니다. 즐겁다, 기분 좋다, 재밌다고 느끼는 일에는 자연히 고개를 끄덕이고 웃게 됩니다.

✕ 하지 말아야 할 것

- 반응이 없다며 포기하고 아무 말도 걸지 않는다.
- 눈을 맞추지 않고 돌봄을 수행한다.

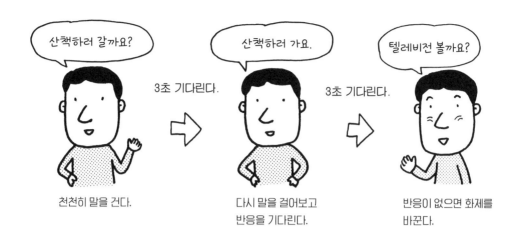

천천히 말을 건다.

다시 말을 걸어보고
반응을 기다린다.

반응이 없으면 화제를
바꾼다.

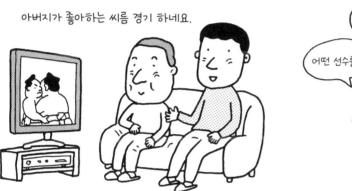

관심 있는 화제로 유도한다.

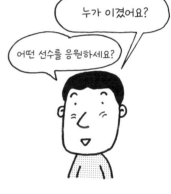

대답하기 쉬운 질문을 하나씩 건넨다.

○ 적절한 대처법

- 환자가 흥미를 느낄만한 것을 적극적으로 화제로 삼는다.
- 천천히 말을 걸고 반응을 기다리되 대답을 강요하지 않는다.
- 손을 잡는 등 스킨십을 하면서 말을 걸면 마음을 열기도 한다.
- 돌봄 행위를 실시간 중계하는 자동 반응 방법을 활용한다.(35쪽 참고)
- 자유롭게 대답할 수 있는 열린 질문을 활용한다.(34쪽 참고)
- 가능한 한 규칙적인 생활을 하고 외출 등으로 기분 전환을 꾀한다.

49 계속 똑같은 물건을 사 올 때

똑같은 물건을 반복해서 구입하는 행동은 치매 초기에 나타나는 증상입니다. 기억력 저하로 이미 산 것, 냉장고에 있는 것을 잊어버리고 다시 구입합니다. 스스로 주의하려 해도 자기도 모르게 같은 행동을 반복하게 됩니다.

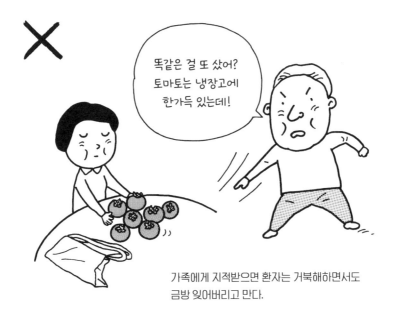

똑같은 걸 또 샀어?
토마토는 냉장고에
한가득 있는데!

가족에게 지적받으면 환자는 거북해하면서도
금방 잊어버리고 만다.

✕ 하지 말아야 할 것

- "또 사 오면 안 돼!"라며 혼낸다.
- 마트에 가지 못하게 한다.

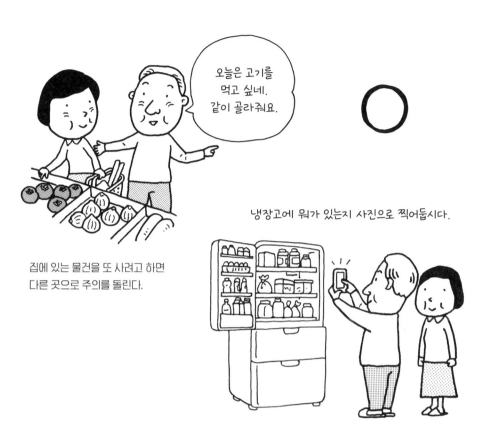

오늘은 고기를 먹고 싶네. 같이 골라줘요.

집에 있는 물건을 또 사려고 하면 다른 곳으로 주의를 돌린다.

냉장고에 뭐가 있는지 사진으로 찍어둡시다.

냉장고에 있는 것들을 사진으로 찍고 나서 외출한다.

장 보러 갈 때는 함께 외출해서 지켜본다

장을 보러 갈 때는 불필요한 물건을 사지 않도록 곁에서 지켜봅니다. 이미 사 온 물건 중 사용 기간이 지나거나 상한 것은 환자가 모르게 슬며시 처분합니다.

○ 적절한 대처법

● 냉장고에 어떤 식자재가 있는지 확인하고 장보기 목록을 만든다.

● 다른 물건을 골라달라고 부탁한다.(똑같은 물건을 사지 않도록 자연스럽게 유도한다.)

● 환자의 지갑에 돈을 최소한으로 둔다.

말도 없이 외출하고 배회하기를 반복할 때

배회에는 '회사에 간다' '예전에 살던 집에 간다' '아이를 데리러 간다' 등 치매 환자 나름의 목적이 있습니다. 그렇지만 집을 나서면 목적을 잃어버리고 자신이 있는 장소와 시간을 인지하지 못합니다.

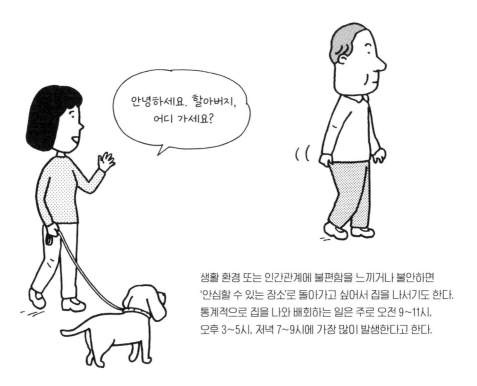

안녕하세요. 할아버지, 어디 가세요?

생활 환경 또는 인간관계에 불편함을 느끼거나 불안하면 '안심할 수 있는 장소'로 돌아가고 싶어서 집을 나서기도 한다. 통계적으로 집을 나와 배회하는 일은 주로 오전 9~11시, 오후 3~5시, 저녁 7~9시에 가장 많이 발생한다고 한다.

지금까지의 인생과 생활 습관에 배회의 이유가 숨어 있다

치매 환자 중에는 예전에 오래 다니던 회사로 출근하려고 하거나 어린아이를 돌보던 과거 시기로 돌아가는 경우가 많습니다. 모두 자신이 활기 있게 생활했던 시대로 돌아가려 한다는 공통점이 있습니다. 보호자도 그 시대로 함께 돌아가 이야기를 나눠보세요.

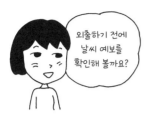

의식을 돌릴만한 말을 건다.

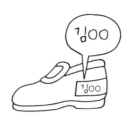

옷과 신발 등에 이름을 써둔다.

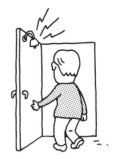

현관에 종이나 센서를 달아둔다.

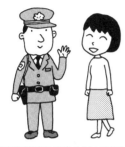

미리 가까운 파출소에 도움을
청해둔다.

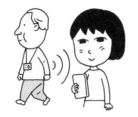

위치를 파악할 수 있는 GPS 단말기를
몸에 지니게 한다.

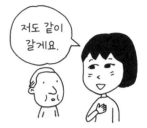

외출할 때는 동행한다.

✕ 하지 말아야 할 것

- 혼내면서 억지로 데려온다.
- 외출 자체를 금지한다.(스트레스가 쌓여 다른 문제 행동을 유발한다.)

○ 적절한 대처법

- 함께 걷고, 환자가 걷기 힘들어할 때쯤 집에 가자고 말한다.
- 관심을 다른 데로 돌려서 외출하려던 생각을 잊게 한다.
- 문을 열고 나간 것을 알 수 있도록 소리가 나는 장치를 설치한다.
- 옷에는 이름을 적고, 밤에 사고 방지를 위해 반사 소재를 붙여둔다.
- 미리 경찰에 사진 등을 전달하고 이웃에도 도움을 청해둔다.
- 배회하는 사람을 수색하는 지역 기관의 체계를 미리 알아두고 유사 시 활용한다.

 실종된 치매 환자는 2019년 일본 경찰청 조사 기준으로 한 해 1만 7천 명에 달하며, 우리나라도 매년 1만 명 이상 집계되고 있다. 일본 후생노동성에 따르면 전국 지방자치단체의 40퍼센트가 치매 환자에게 GPS 단말기 대여 서비스를 제공하고 있다. 우리나라에서는 보건소의 치매안심센터에서 인식표를 발급받을 수 있다.

딱히 질병이 없는데도 늘 어딘가 아프다고 호소할 때

몸이 안 좋다고 해서 병원에 데려가도 원인을 파악하지 못하는 경우가 있습니다. 늘 몸 상태가 좋지 않다고 호소하는 이유는 자신의 괴로움을 가족이 알아주길 바라거나 곁에 있어 주기를 바라는 것입니다.

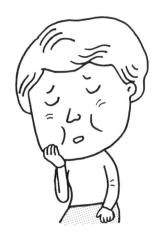

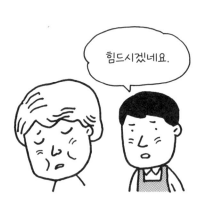

힘드시겠네요.

다정하게 공감의 말을 건넨다.

건강 상태 확인하기

두 팔을 뻗어 손을 잡아봅니다. 맞잡는 악력으로 환자의 컨디션이 어떤지, 기력이 어느 정도 있는지 파악할 수 있습니다. 평소 체력 관리에 유의하고 노인성 우울증이 의심될 때는 전문의와 상담합니다.

체크리스트

☐ 기상 시간이 늦다　☐ 안색, 표정이 평소와 다르다　☐ 아침 식사를 제대로 들지 않는다
☐ 안절부절못한다　☐ 걷는 자세가 불안하다　☐ 수면 시간이 길다

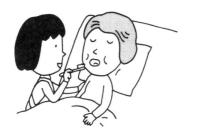

기상하면 세수와 양치를 해서 개운한
기분이 들게 한다.

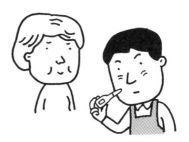

체온을 측정해 환자의 건강에 신경
쓰고 있음을 보여준다.

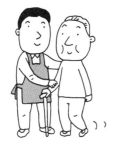

산책 등으로 기분 전환을
돕는다.

등을 쓸어주는 등 부드럽게
스킨십을 한다.

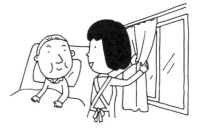

아침 햇볕을 쬐고 심호흡하도록 유도한다.

✕ 하지 말아야 할 것

● "또 그 얘기예요?"라며 무시한다.

● "어떤데요?"라며 막연한 질문을 한다.(환자가 대답하지 못한다.)

○ 적절한 대처법

● 평소 다정하게 말을 건다.

● 어딘가 아프다고 호소할 때는 우선 환자의 말을 경청하고 공감을 표시한다.

● 생활 리듬을 정돈한다.(42쪽 참고)

● 아프다는 곳에 손을 대거나 그 부위를 따뜻하게 해주면 진정되기도 한다.

● 기분이 좋아지도록 유도한다.(좋아하는 음식, 취미 등을 활용한다.)

52 대소변 실수를 할 때

치매가 진행되면 배설 장애가 발생합니다. 환자를 혼내거나 불쾌감을 드러내지 말고 온화하게 대응해 주세요. 화장실로 유도하는 방법, 뒤처리가 간단해지는 방법을 찾아보면 돌봄 부담이 한결 줄어듭니다.

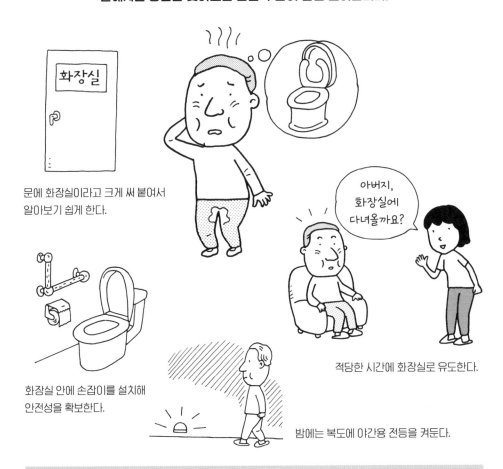

문에 화장실이라고 크게 써 붙여서 알아보기 쉽게 한다.

화장실 안에 손잡이를 설치해 안전성을 확보한다.

아버지, 화장실에 다녀올까요?

적당한 시간에 화장실로 유도한다.

밤에는 복도에 야간용 전등을 켜둔다.

대소변 실수의 원인을 파악하고 대책을 마련한다

실금의 원인은 요의나 변의를 인식하지 못해서, 판단력 장애로 화장실 장소를 알지 못해서, 옷 벗는 방법을 몰라서일 때가 대부분입니다. 또 운동 기능이 저하되어 화장실로 이동 중에 실수를 하기도 합니다.

체크리스트

- □ 배설 패턴(횟수, 양)   □ 걷는 자세가 안정적인가   □ 화장실 장소를 알고 있는가
- □ 옷을 벗을 수 있는가   □ 요의, 변의의 신호가 있는가   □ 설사나 변비는 없는가
- □ 약(수면제, 이뇨제 등)의 영향은 없는가   □ 화장실에 가고 싶다고 호소할 수 있는가

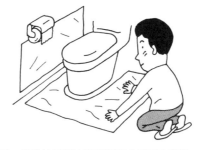
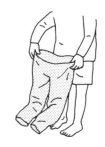

가능한 한 기저귀는 사용하지 않고 화장실로 유도한다.

화장실 벽이나 바닥에 비닐 시트를 깐다.

환자 스스로 벗기 쉬운 옷을 입힌다.

✕ 하지 말아야 할 것

- ● 보호자의 상황만 고려하며 환자를 화장실로 유도한다.
- ● "또!"라면서 화내고 질책하면 환자는 자존심에 상처를 입는다. → 실수를 반복한다.
  → 농변(변을 문지르는 행위)으로 이어진다.
- ● 강제로 기저귀를 착용하게 한다.(보호자의 부담은 줄어들지만 기저귀 착용은 환자의 배뇨 감각을 마비시키고 자립심을 빼앗는다.)

○ 적절한 대처법

- ● 안절부절못하거나 방귀를 뀌는 등 환자의 배설 신호를 파악한다.
- ● 배설 주기를 파악하고 온화하게 화장실로 유도한다.
- ● 화장실 방향을 알려주는 화살표를 복도 등에 붙이고 문에는 '화장실'이라고 커다랗게 써서 붙여둔다.
- ● 이동이 힘들 때는 이동식 화장실을 활용한다.

53 씻기를 거부할 때

입욕을 거부하는 치매 환자가 적지 않습니다. 몸을 청결하게 유지하고자 하는 의식이 줄어들기도 하고 귀찮음, 옷을 벗는 것에 대한 거부감, 탈의 장소의 한기 등 이유는 다양합니다. 입욕 거부의 여러 요인을 고려해 환자의 저항감을 줄이려는 노력이 필요합니다.

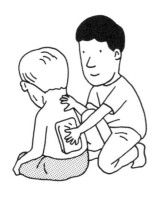

따뜻한 수건으로 몸을 닦기만 해도 된다.

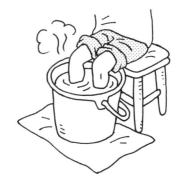

도저히 원치 않으면 우선 족욕부터 시작한다.

부담 없이 시작하는 방법을 찾아보기

목욕하는 대신 수건으로 몸을 닦거나 족욕을 하는 등 우선 부담 없이 시작하는 방법을 찾아봅니다. 기분 좋은 경험을 하게 만드는 것이 중요합니다.

✕ 하지 말아야 할 것

- 치매 환자가 싫어하는데 강요하면 고집을 부리게 되고 거부감이 더 커진다.
- '더럽다' '불결하다' 등의 표현을 사용하면 오히려 반발이 생긴다.

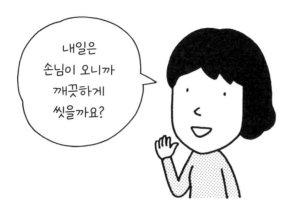

내일은
손님이 오니까
깨끗하게
씻을까요?

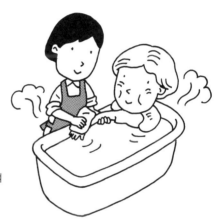

막상 목욕을 시작하면 기분이 좋다며
흡족해하는 치매 환자도 많다.

○ 적절한 대처법

- "지금부터 목욕할게요."라고 반드시 말을 건넨다.
- 우선 족욕부터 해보고 기분이 좋아지면 "목욕물도 받아놨어요."라며 유도한다.
- 당일 온천 여행에 다녀오자고 제안한다.
- 목욕 시 한기를 느끼지 않도록 탈의실이나 욕실 바닥, 의자 등을 따뜻하게 해둔다.
- 목욕이 끝나면 '개운하시겠네요' '기분 좋게 잘 하셨네요' 하고 좋은 인상이 남도록 말을 건네고 다음 목욕 일정을 안내한다.

외설적인 발언을 할 때

성적 일탈 행동(외설적 언동, 몸을 만지는 행위 등)이 치매 중기에 나타나기도 합니다. 상냥하게 대해주는 여성을 아내라고 착각하는 데서 비롯되는 행동입니다. 웃으면서 자연스럽게 피하는 것이 기본 대응법입니다.

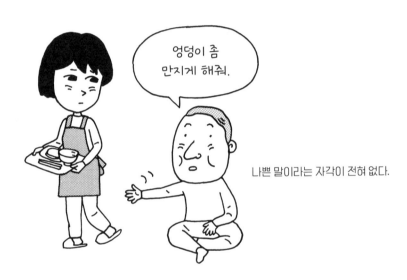

성적 언동의 배경에는 애정에 대한 갈구가 있다

성적 일탈 행동의 원인은 성욕보다 외로움, 불안, 애정 결핍 등일 가능성이 높습니다. 젊었던 때로 돌아가 사랑하고 사랑받는 것에 대한 갈망이 강해지는 데서 비롯되는 현상인데 대부분은 반년 정도 지나면 해결됩니다. 평소 애정을 가지고 대하는 것이 예방법입니다.

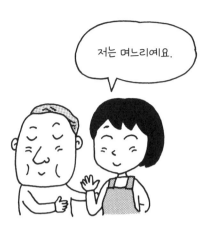

웃으며 부드럽게 설명한다.

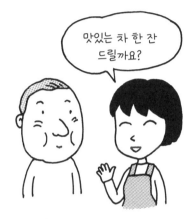

다른 곳으로 관심을 돌린다.

✕ 하지 말아야 할 것

- 혐오감을 노골적으로 드러낸다.
- 강한 어조로 거부한다.(폭력적인 반응을 보이기도 한다.)

◯ 적절한 대처법

- 농담을 나누면서 어머니처럼 '옳지, 옳지' 하고 달래준다.
- 손을 잡는 등 가벼운 스킨십을 하면 마음이 진정되기도 한다.
- 도가 지나친 행위라면 분명하게 주의 주는 용기도 필요하다.
- 노래 부르기, 레크리에이션, 산책 등으로 스트레스를 발산시킨다.

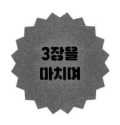

엉킨 실을 차근차근 풀어가듯이

치매 환자가 난폭한 행동이나 이상 행동을 보일 때는 환자 머릿속에서 실이 마구 혼란스럽게 뒤엉킨 상태라고 이해해 주세요. 강압적으로 제지하면 엉킨 실을 막무가내로 잡아당기는 것처럼 상황이 오히려 악화됩니다.

치매 환자가 보이는 문제 행동의 배경에는 치매와 노화에 대한 불안, 고독감, 존엄성이 손상되는 슬픔, 주변인에 대한 불만 등 다양한 감정이 숨어 있습니다. 문제 행동은 곤란한 상황에서 도움을 청하는 신호인지도 모릅니다. 보호자는 이런 행동에 두려움을 느끼기 쉽지만 최대한 침착하게 대응하는 것이 중요합니다.

뒤엉킨 실은 차근차근 실을 더듬어가다 보면 풀리기 마련입니다. 이처럼 치매 환자의 문제 행동도 '왜 그런 행동을 했을까?' '무언가 원인이 있을 텐데.'라고 생각하며 실을 찬찬히 더듬어가면서 풀어보세요. 행동의 이유를 알면 치매 환자가 보고 있는 세계에 맞춰서 대응할 수 있습니다.

제 4 장

집에서 할 수 있는 치매 개선법

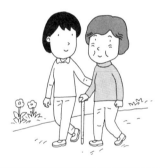

치매의 진행 속도를 늦추는 방법들을
일상생활에 도입해 보세요.

식사를 거부할 때 먹는 힘 회복하기

음식을 먹는다는 것은 살아 있다는 증거입니다. 보호자로서도 치매 환자가 '잘 먹는 것'은 매우 기쁜 일입니다. 편하게 먹는 방법을 찾아보면서 환자의 먹는 힘 회복을 도와주세요.

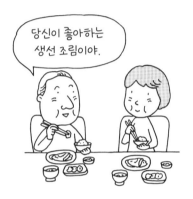

보호자가 먹는 시범을 보인다.

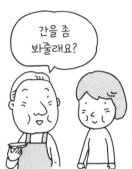

간을 봐달라고 부탁하면서 먹는 기회를 늘린다.

식사 거부의 원인

1. 음식물을 인식하지 못한다.
2. 몸 상태가 좋지 않거나 우울한 상태다.
3. 씹지 못하거나 삼키지 못한다.
4. 입안에 문제가 있다.
5. 약의 부작용

개선 방법

○ "식사하세요."라고 말 걸며 식사 메뉴에 대해 이야기한다.
○ 가장 좋아하는 음식부터 맛을 보도록 유도한다.
○ 그릇 수를 줄이고 밥 위에 반찬을 얹은 덮밥으로 준비한다.
○ 식사 내용과 횟수를 조절한다.
○ 윗니와 아랫니가 잘 맞물리는지, 틀니 상태가 양호한지 확인한다.
○ 다 먹으면 맛있게 먹었다는 인상이 남도록 말을 건넨다.

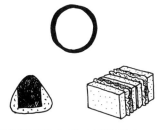

간단하게 먹을 수 있는 주먹밥이나
샌드위치로 오감을 자극한다.

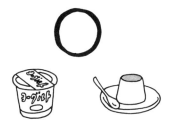

요거트 등 한입에 먹기 편한 것을 준비한다.

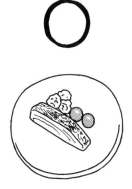

흰색 그릇에 색감을 신경 써서
먹음직스러워 보이도록 담는다.

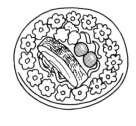

그릇에 무늬가 있으면 그릇 무늬와
음식을 구별하기 어렵다.

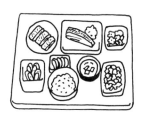

반찬 가짓수가 너무 많으면 어느
것을 먹어야 할지 모른다.

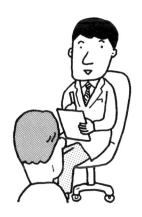

몸 상태가 좋지 않거나 우울 상태일
때는 전문의와 상담한다.

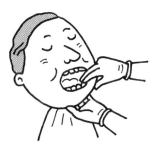

입안에 이상이 없는지 확인한다.

먹기 편한 자세로 식사 보조하기

즐겁게 맛있는 식사를 하면 마음이 안정되고 온화한 생활을 할 수 있습니다. 치매 환자의 식사를 보조하는 방법과 자세에 유의해서 환자의 식생활을 지원해 주세요.

식사를 보조할 때는 환자의 대각선 방향에 앉아 음식을 조금씩 떠서 아래 방향에서 입 쪽으로 옮긴다.

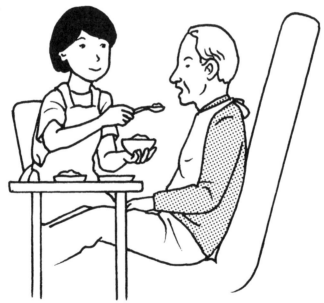

먹는 힘이 약해졌을 때

○ 한입에 넣는 양을 줄이고 천천히 먹는다.

○ 확실히 삼키고 나서 그다음 수저를 입으로 옮긴다.

○ 음식을 삼킬 때는 턱이 올라가지 않도록 주의한다.

○ 음식 온도와 맛에 변화를 준다.

○ 삼키지 않고 입에 머금고 있으면 상태를 지켜본다.

먹기 편한 자세(의자에 앉아서 먹을 때)

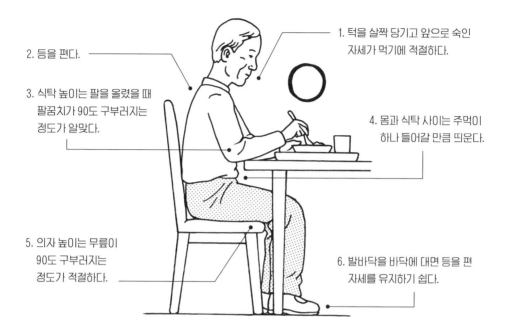

2. 등을 편다.

3. 식탁 높이는 팔을 올렸을 때 팔꿈치가 90도 구부러지는 정도가 알맞다.

5. 의자 높이는 무릎이 90도 구부러지는 정도가 적절하다.

1. 턱을 살짝 당기고 앞으로 숙인 자세가 먹기에 적절하다.

4. 몸과 식탁 사이는 주먹이 하나 들어갈 만큼 띄운다.

6. 발바닥을 바닥에 대면 등을 편 자세를 유지하기 쉽다.

먹기 편한 자세(침대에서 먹을 때)

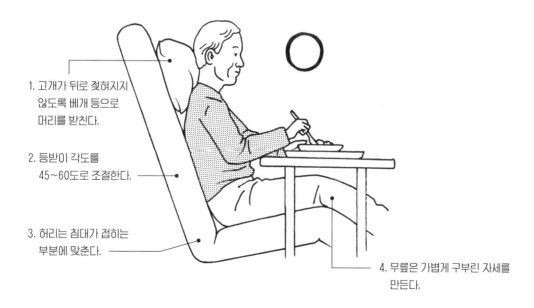

1. 고개가 뒤로 젖혀지지 않도록 베개 등으로 머리를 받친다.

2. 등받이 각도를 45~60도로 조절한다.

3. 허리는 침대가 접히는 부분에 맞춘다.

4. 무릎은 가볍게 구부린 자세를 만든다.

57 흡인성 폐렴 예방하기

고령의 치매 환자일 경우, 음식을 씹지 않고 통째로 삼키거나 음식을 삼키는
데 어려움을 겪는 섭식·연하 장애가 나타나 흡인성 폐렴의 위험이 큽니다.

섭식·연하 장애 체크리스트

- ☐ 폐렴(발열)이 자주 나타난다.
- ☐ 식사 중 목이 메거나 기침하는 일이 잦다.
- ☐ 식후 목에서 가래 끓는 소리가 난다.
- ☐ 잘 때 기침을 한다.
- ☐ 음식을 거부한다.
- ☐ 식사 시간이 길다.
- ☐ 탈수나 영양 부족 상태이다.
- ☐ 체중이 감소한다.

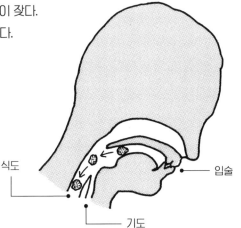

식도

입술

기도

살짝 앞으로 숙인 자세가 삼키기 수월하다
음식물이 기도(기관)로 들어가는 흡인성 폐렴을
예방한다.

구강 관리와 입 운동으로 증상 개선하기

청결하지 않은 구강 상태는 흡인성 폐렴을 유발합니다. 평소 양치 등으로 구강을 청결하게 유
지하고 입 운동을 꾸준히 반복하면 씹고 삼키는 기능이 개선됩니다.

 섭식·연하 장애 = 입으로 음식을 먹는 기능의 장애
흡인성 폐렴 = 음식물이 기도로 들어가서 발생하는 폐렴

58 저작·연하 기능 개선하기
① 울대뼈 올리기

울대뼈(갑상연골) 올리기 운동

흡인성 폐렴은 치매가 유발하는 합병증 중 하나입니다. 먹는 힘을 유지하고 회복시키는 '건강한 입 운동'을 소개합니다. 가족 모두 함께 해보세요.

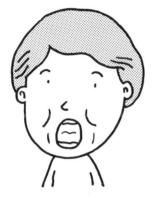

우선 앞을 보고 침을 삼킵니다. 침을 삼킬 때 울대뼈가 올라가는 것이 운동의 핵심입니다. 또는 입을 5초 정도 크게 벌리기만 해도 울대뼈가 올라갑니다.

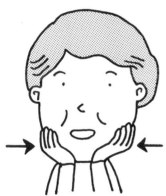

이어서 추천하는 방법은 '꽃받침 운동'입니다.

① 턱과 볼을 양손으로 감쌉니다.
② 입을 크게 벌리면서 양손을 안쪽으로 누릅니다.

핵심은 입을 벌리는 힘과 손으로 누르는 힘을 맞추는 것입니다.

5~10초, 1일 3회, 2주간 지속하면 아래쪽에 있던 울대뼈가 올라갑니다.

삼키는 능력 높이기

나이가 들면서 울대뼈가 내려가면 목이 막히기 쉽고 음식을 삼키기가 어려워집니다. 울대뼈를 올리는 운동으로 삼키는 어려움을 줄이고 흡인성 폐렴을 예방할 수 있습니다. 자주 목이 멘다면 치매 환자의 울대뼈 움직임을 주의 깊게 관찰해 보세요.

저작·연하 기능 개선하기
② '파타카라' 발음 연습

파타카라
발음하기

'파' '타' '카' '라'를 발음하면서 입 주변 근육과 혀의 움직임을 향상할 수 있습니다. 음식물을 목 안쪽까지 옮기고 삼키는 일련의 동작에 관여하는 근육을 단련합니다.

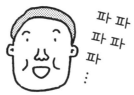

① '파'를 발음하기 전에 입술을 꽉 다물었다가 발음한다.(입술을 여닫는 근육을 기른다.)

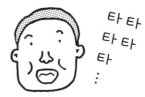

② 혀를 확실하게 윗니에 붙이면서 발음한다.(혀 근육 강화)

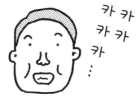

③ 잠시 호흡을 멈추고 목 안쪽에 힘을 주어 발음한다.(음식물을 식도로 보내는 훈련)

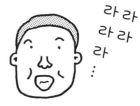

④ 혀를 살짝 말아서 혀끝을 위 앞니의 뒤쪽에 댄다.(혀 근력 운동)

'파타카라'를 반복해도 되고 '파파파' '타타타'처럼 한 글자씩 반복해도 된다. 식전에 1일 5분 시행한다.

먹기 위한 근력 운동

소리를 내고 입을 움직이면 뇌에 자극이 전달됩니다. 치매 환자에게 '파파파' '타타타'를 반복해서 말하게 해보세요. 1초에 6회 이상 발음하지 못한다면 씹기, 삼키기, 말하기 등의 구강 기능이 복합적으로 저하된 상태인 구강 기능 저하증(구강 노쇠. oral frail)일 가능성이 있습니다.

저작·연하 기능 개선하기
③ '아이우베'로 코호흡하기

**아이우베
운동**

'아이우베 운동'은 입호흡을 코호흡으로 바꾸는 간단한 운동입니다. 신체 면역력을 높이고 뇌 혈류를 증가시켜 흡인성 폐렴을 예방하는 데 효과적입니다.

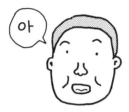

① '아-'라고 소리를 내면서 입을 크게
벌린다.

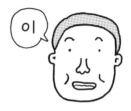

② '이-'라고 소리 내며 입을 옆으로 크게
벌린다.

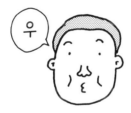

③ '우-'라고 소리 내면서 입술을 앞으로 쭉
내민다.

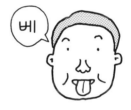

④ '베-'라고 말하면서 혀를 앞으로 길게
뺀다.

①~④를 한 세트로 식후에 10회, 1일 30회를 매일 반복하면 혀의 힘이 길러진다. 크게 입을 움직이고 천천히 말하는 것이 중요하다.

다양한 질병 치료에 효과적
일본 후쿠오카의 내과 전문의 이마이 가즈아키가 제안한 '아이우베 운동'은 아토피성 피부염, 인플루엔자, 우울증 등 많은 질병 치료에 효과가 있으며 구강 건강을 지키는 데도 도움이 됩니다.

61 올바른 방법으로 양치하기

구강 건강은 몸 전체를 건강하게 유지하고 치매를 예방하는 데 매우 중요합니다. 환자가 스스로 양치할 수 있다면 적절한 양치법을 알려주세요.

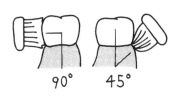

이와 잇몸의 경계에는 칫솔을 45도 각도로, 치아 바깥면에는 90도로 댄다.

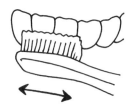

칫솔질할 때는 앞뒤 5mm 정도 폭으로 세심하게 진동하듯이 움직인다.

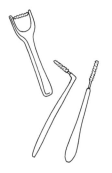

이와 이 사이는 치실을 이용한다. 틈이 넓은 부분은 치간칫솔을 사용한다.

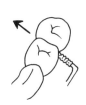

이와 이 사이에 치간칫솔을 넣고 앞뒤로 2~3회 움직인다.

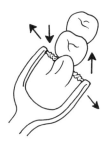

치실을 상하좌우로 움직여서 이의 옆면을 닦는다.

이와 잇몸 경계를 중점적으로

○ 칫솔은 연필을 잡듯이 가볍게 잡는다.

○ 이와 잇몸 경계를 중점적으로 칫솔질한다.

○ 치약은 소량만 사용해도 충분하다.

○ 칫솔로 닦이지 않는 부분은 치실이나 치간칫솔로 닦는다.

 치주염의 원인균이 알츠하이머 발병에도 영향을 미치는 것으로 밝혀졌다. 구강을 건강하게 관리하는 것은 치매 예방으로도 이어진다.

62 틀니를 청결하게 손질하기

틀니에도 음식 찌꺼기나 치태가 낍니다. 미끌미끌하게 달라붙어 있는 것은 세균 덩어리나 다름없습니다. 틀니에 낀 오염물은 입냄새와 구내염을 유발하므로 꼼꼼하게 관리해야 합니다.

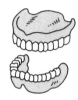

전체 틀니
(총의치, 전부상의치)

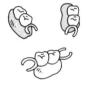

부분 틀니(부분상의치)

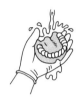

① 흐르는 물에 음식 찌꺼기 등 오염물을 씻어낸다. 이때 틀니를 떨어뜨려 부서질 위험이 있으므로 물을 채운 세면대 위에서 씻는다.

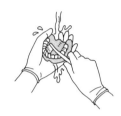

② 틀니 전용 칫솔로 미끌미끌함이 사라질 때까지 닦는다.

③ 더러워지기 쉬운 연결 부위는 특히 신경 써서 닦는다.

④ 미지근한 물에 틀니 세정제를 넣고 틀니를 담근다.

✕ 치약은 사용하지 않는다.(연마제가 틀니를 손상시킨다.)
뜨거운 물을 사용하지 않는다.(틀니 모양이 변형된다.)
건조한 상태로 두지 않는다.(취침 시에는 빼서 습한 상태로 보관한다.)

하루 한 번은 꼼꼼하게 물로 세척하기

틀니는 평생 하나만 쓰는 물품이 아닙니다. 틀니의 손상 상태나 남은 치아, 턱 상태에 따라 수정이 필요합니다. 틀니의 수명은 평균 5년으로 알려져 있으나 매일 정성껏 손질하면 더 오래 사용할 수 있습니다.

 일본 가나가와 치과대학에서 시행한 연구 결과, 치아가 거의 없고 틀니를 사용하지 않는 사람은 치아가 20개 이상 있는 사람에 비해 치매 발병 위험이 1.85배 높은 것으로 나타났다. 치아가 없어도 틀니를 사용하면 발병 위험을 낮출 수 있다.

63 구강 케어하기 – 양치 보조

치매에 걸리면 구강 위생에 소홀해지기 쉽습니다. 스스로 양치를 할 수 없거나 연하 장애가 있는 사람, 입을 헹구지 못하는 사람에게는 양치 보조가 필요합니다.

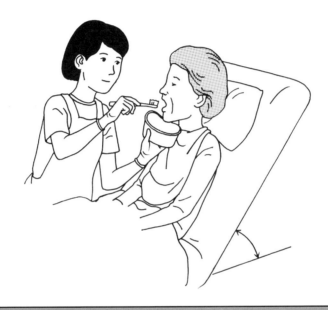

턱을 살짝 당긴 자세로

침대 등받이는 45~60도로 세우고 턱을 살짝 아래로 당깁니다. 머리가 뒤로 쏠리면 잘못 삼킬 위험이 있고, 머리를 너무 앞으로 숙이면 호흡하기가 어렵고 입이 잘 벌어지지 않습니다.

거부감을 줄이는 양치 보조법

○ 칫솔모가 거친 것은 피하고 헤드가 작은 칫솔을 사용한다.

○ 칫솔을 환자에게 보여주고 "이제부터 양치할게요."라고 말을 건다.

○ 볼 쪽(치아 바깥쪽) 안부터 앞으로 움직이면서 칫솔질한다.

○ 부드럽게 닦되 단시간에 끝낸다.

○ 양치 시간을 식후로 정해놓지 말고 하루 중 기분이 좋을 때 시행한다.

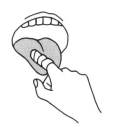

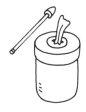

손가락에 티슈를 말아 볼 안쪽,
혀 등을 닦는다.

전용 물티슈나 스펀지 칫솔을
이용한다.

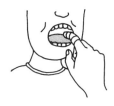

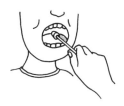

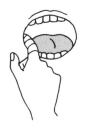

① 입안이 말라 있으면 보습제를
도포한다.

② 스펀지 칫솔을 사용해도 된다.

③ 치아를 닦는다. 볼이 있는
쪽(바깥쪽)부터 앞으로 문지른다.

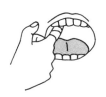

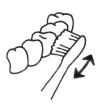

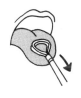

④ 잇몸을 따라 손가락으로 쓸어내듯
움직이면서 오염물을 떼어낸다.

⑤ 칫솔로 닦는다.

⑥ 혀에 붙은 세균도 닦아낸다.

구강 케어는 치아뿐만 아니라 점막 케어도 포함한다

○ 혀와 잇몸, 볼, 턱의 안쪽 점막도 청결하게 유지한다.

○ 섭식·연하 장애가 있는 경우에는 닦아내는 방식으로 관리한다.

○ 환자가 입을 벌리기 어려운 상태라면 보호자가 손가락에 물티슈를 감고 입꼬리 쪽으로 넣
어 볼을 마사지한다.

식사요법으로 인지 능력 개선하기

치매 발병은 평소 식생활과 밀접한 관련이 있습니다. 먹는 방식과 식사 내용을 짚어보고 치매 예방, 노화 방지에 효과적인 식재료를 적극적으로 활용해 보세요.

먹을 때의 6원칙

당질 제한하기

치매의 원인 중 하나는 아밀로이드 베타 단백질(노폐물)이 뇌에 축적되는 것입니다. 이런 현상을 예방하려면 혈당치를 올리지 않아야 하므로 당질이 많은 밥, 빵, 면류 섭취를 가급적 피합니다.

균형 잡힌 식사

영양이 편중된 식사는 생활습관병(성인병)을 유발할 뿐만 아니라 인지 기능 저하에도 영향을 미칩니다. 식단을 세심하게 조절해서 혈압과 혈당치를 관리하는 것이 중요합니다.

염분 섭취 줄이기

고혈압은 알츠하이머형 치매의 위험인자입니다. 고혈압을 예방하고 개선하기 위해서는 염분 섭취를 1일 6g 미만으로 제한하는 것이 효과적입니다.

꼭꼭 씹어 먹기

씹는 동작은 뇌 혈류를 늘려서 뇌를 활성화합니다. 꼭꼭 씹어서 먹으면 소화 흡수가 촉진되고 포만감을 느끼기 쉬워 과식 예방에도 도움이 됩니다.

먹는 시간에 주의하기

식사는 정해진 시간에 합니다. 저녁 식사와 아침 식사는 12시간 이상 간격을 두고, 잠들기 3시간 전에는 저녁 식사를 마치도록 합니다.

약간 부족할 정도로 먹기

생활습관병은 내장지방형 비만과 관련이 깊습니다. 치매의 발병과 진행을 막으려면 과식하지 않도록 주의하고 비만을 예방·개선할 필요가 있습니다.

 당뇨병이 있는 사람은 혈당치가 정상인 사람보다 알츠하이머형 치매 발병 위험이 4.6배 높고, 고혈압인 사람은 정상 혈압 범위에 있는 사람보다 뇌혈관성 치매 발병 위험이 3.4배 높다.

65 염산 섭취하기

나쁜 아미노산(호모시스테인)은 알츠하이머형 치매의 원인으로 알려져 있습니다. 엽산은 나쁜 아미노산을 줄여주는 작용을 해서 치매 위험을 낮춥니다.

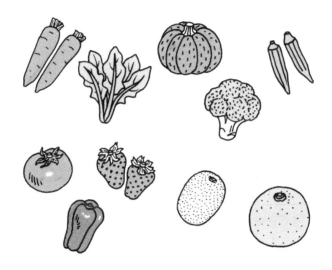

시금치, 소송채(청경채와 비슷한 채소), 콩류, 딸기, 키위 등에는 엽산이 다량 함유되어 있다. 또 녹황색 채소에 풍부한 베타카로틴에는 항산화 작용이 있다.

녹황색 채소에 풍부한 엽산

엽산은 녹황색 채소(시금치, 소송채, 브로콜리 등)와 과일(딸기, 키위, 오렌지), 간 등에 많이 함유되어 있습니다. 엽산을 풍부하게 섭취하면 치매, 뇌졸중과 같은 질병의 발병 위험이 낮아진다는 연구 결과가 있습니다. 수용성 비타민인 엽산은 물에 삶으면 영양소가 반감되기도 하므로 찌거나 볶아서 먹는 편이 좋습니다.

 일본 후생노동성은 〈건강일본 21〉에서 채소 섭취 기준량을 1일 350g으로 제시했다. 그중 120g은 녹황색 채소로 섭취하는 것이 바람직하다. 한국영양학회는 1일 490g을 권장하고 있다.

66 등 푸른 생선 먹기

생선에 들어 있는 불포화지방산인 DHA와 EPA는 뇌에 아밀로이드 베타 단백질이라는 노폐물이 축적되는 것을 억제합니다. 치매 예방(특히 알츠하이머형)에 효과가 뛰어납니다.

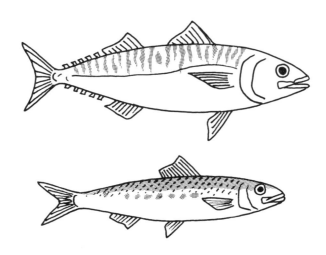

등 푸른 생선에 함유된 DHA는 뇌의 구성 성분으로 기억력과 판단력을 높이고, EPA는 혈관을 확장해서 혈액 순환을 돕는다.

치매 예방에 효과적인 불포화지방산

꽁치, 정어리, 고등어와 같은 등 푸른 생선에 함유된 불포화지방산인 EPA(에이코사펜타엔산)는 혈중 콜레스테롤과 중성지방을 감소시켜 혈액 순환을 개선하는 효과가 있습니다. 불포화지방산은 뇌 기능을 활성화하는 작용도 있어 뇌졸중과 치매를 예방하는 데 도움이 됩니다. 신선한 생선을 회로 먹으면 고효율로 섭취할 수 있습니다.

 생선을 하루에 1회 이상 먹는 사람에 비해 거의 먹지 않는 사람은 알츠하이머형 치매에 걸릴 위험이 5배나 높다.

67 치매를 예방하는 '지중해식 식단' 도입하기

지중해 연안 국가에서 즐겨 먹는 지중해식 식단은 생활습관병을 예방하며 인지 기능을 유지하는 데 도움이 됩니다.

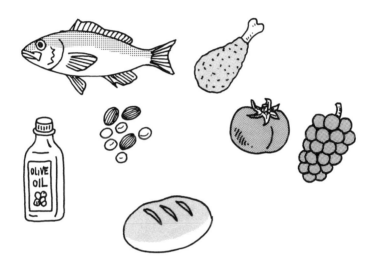

채소, 과일, 콩류, 견과류, 해산물을 습관적으로 섭취하고 육류는 닭고기로 조금만 섭취한다. 다양한 식재료를 사용함으로써 뇌의 산화를 막는다.

항산화 물질과 불포화지방산을 충분히 섭취하기

지중해식 식단은 이탈리아, 스페인, 그리스 등 지중해 연안 국가 사람들이 먹는 전통적 식사를 말합니다. 생선과 녹황색 채소가 풍부하고, 올리브 오일로 불포화지방산을 섭취하면서 적포도주를 적정량 즐기는 등의 특징이 있습니다. 생선과 채소를 식사의 주재료로 삼고 올리브 오일을 적극적으로 사용하는 등 지중해식 식단을 도입해 보세요.

⑥⑧ 일식 식생활로 건강 위험 낮추기

국 하나에 세 가지 반찬을 기본으로 한 식사는 영양 균형이 잡혀 있어 지중해식 식단과 비슷한 점이 많고 치매 예방, 뇌 노화 방지에도 효과적입니다.

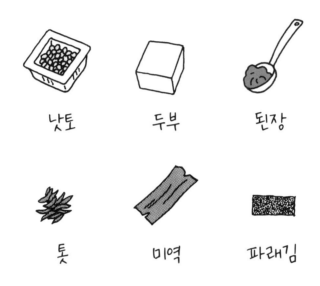

낫토　　두부　　된장

톳　　미역　　파래김

일식에는 간장, 된장, 두부, 낫토, 비지와 같은 콩 제품이 많이 사용된다.
콩류와 낫토, 김, 녹차 등에는 엽록소도 함유되어 있다.

콩 제품에 주목하기

일식은 생선을 주재료로 활용하고 채소와 곡류, 콩류를 많이 사용하는 점이 지중해 식단과 비슷합니다. 탄수화물(백미)은 밥공기의 절반 정도만 섭취하고 염분 섭취도 가능한 한 줄여보세요. 일식에 사용되는 콩 제품에는 시각, 청각으로 얻는 정보를 원활하게 전달하는 콩 레시틴(신경전달물질을 만들어내는 성분)이 다량 함유되어 있습니다. 콩 제품을 충분히 섭취하면 치매 발병 위험을 줄이는 데 도움이 됩니다.

치매 예방에 효과적인 음식과 음료

카레

카레에 사용되는 향신료인 강황은 아밀로이드 베타 단백질(노폐물)이 뇌에 쌓이는 속도를 늦출 뿐만 아니라 노인성 반점(검버섯)의 분해를 촉진하는 효과도 있습니다.

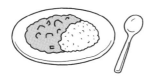

녹차

녹차에 들어있는 카테킨은 신체의 산화 속도를 늦추고 아밀로이드 베타 단백질의 축적을 막아줍니다. 녹차를 하루 두 잔 이상 마시면 인지 기능을 유지하는 데 도움이 됩니다.

커피

커피에 함유된 클로로겐산은 항산화 작용이 있어서 인지 기능 저하를 억제한다고 알려져 있습니다. 그러나 고령자에게는 부적절하다는 주장도 있습니다. 특히 취침 전 커피 섭취는 수면의 질에 영향을 줄 수 있으므로 삼가는 편이 좋습니다.

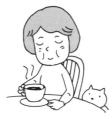

적포도주

적포도주에 포함된 폴리페놀에는 강력한 항산화 작용이 있어서 치매 발병을 억제한다는 연구 보고가 있습니다. 단, 섭취량은 한 번에 한 잔을 넘지 않도록 유의해야 합니다.

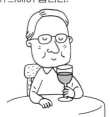

최신 연구 보고

카망베르 치즈로 치매 예방을?

도쿄 건강장수의료센터 연구팀은 카망베르 치즈를 먹으면 치매 예방에 도움이 된다는 연구 결과를 발표했습니다. 인지 기능이 저하되면 뇌유래신경영양인자(BDNF. Brain-derived neurotrophic factor)의 혈중 농도가 감소하는데, 카망베르 치즈를 먹으면 BDNF 농도가 올라가므로 인지 장애 개선 효과를 기대할 수 있습니다.

70 올바른 방법으로 걷기

뇌 건강을 지키는 데 하루 30분 유산소 운동이 효과적이라는 사실이 다양한 연구에서 밝혀진 바 있습니다. 유산소 운동 중에서도 걷기 운동은 부담 없이 시작할 수 있어 추천할 만합니다. 산책을 일과로 삼아보세요.

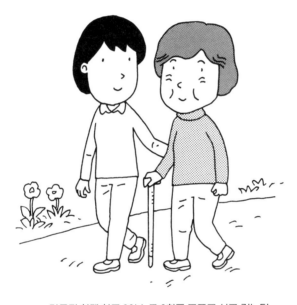

가족과 함께 하루 30분, 주 3회를 목표로 삼고 걷는다.

산책으로 오감 자극하기

운동은 신체 기능과 인지 기능을 개선하고 치매 진행을 억제합니다. 1일 보행 거리가 멀수록 인지 기능 저하를 억제하는 효과가 높다는 연구 결과도 있습니다. 또 햇볕을 쬐면 피부에서 비타민D가 형성되어 뼈를 튼튼하게 만들기 때문에 잘 넘어지지 않는 몸을 만드는 데 도움이 됩니다. 바람을 느끼고, 풀과 나무와 꽃을 보면서 새의 지저귐을 듣고, 가족과 이야기 나누며 걷는 산책은 치매 환자의 뇌에 좋은 자극이 됩니다.

 치매 예방에는 산책, 걷기 운동 등 유산소 운동이 효과적이다. 미국 일리노이 대학 연구팀은 유산소 운동이 뇌 기능 저하를 예방하고 뇌를 젊게 유지하는 작용을 한다고 발표했다.

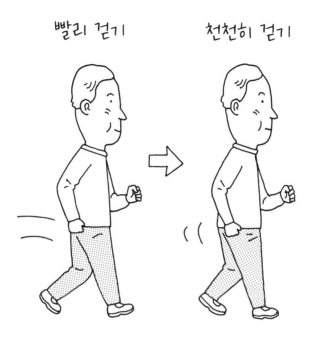

빨리 걷기　　천천히 걷기

하루에 총 15분, 주 4일 이상 시행하면 효과적이다.

체력이 있다면 '구간 빨리 걷기(인터벌 워킹)'에 도전

경도 인지 장애 단계로 아직 체력이 있는 사람에게는 '구간 빨리 걷기'를 추천합니다. '빨리 걷기'와 '천천히 걷기'를 3분씩 교대로 반복하는 걷기 운동법으로 근력과 지구력을 높이고, 치매를 유발하는 당뇨병과 고혈압 등 생활습관병 발병 위험을 줄입니다.

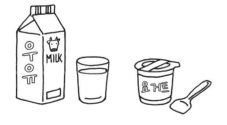

'구간 빨리 걷기' 후에는 유제품 섭취하기
구간 빨리 걷기 운동을 마친 후 30분 이내에 당질과 유제품을 섭취하면 근육량 증가에 효과가 뛰어나다.

 '구간 빨리 걷기(인터벌 워킹)'는 일본 신슈 대학의 노세 히로시 교수가 고안한 운동법으로 걷기 운동 사이사이에 '빠르게 걷기'를 도입해서 확실한 근력 향상을 도모한다.

71 코그니사이즈로 치매 예방하기

**코그니
워킹**

코그니사이즈는 인지(cognition)와 운동(exercise)을 조합한 말로 뇌와 신체 기능을 향상시키는 운동을 가리킵니다. 간단한 코그니 워킹부터 시작해 보세요.

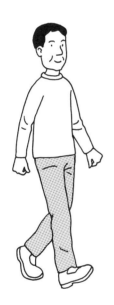

걷는 법

○ 가슴과 등을 쭉 편다.
○ 팔은 뒤로 흔든다.
○ 발꿈치부터 발을 딛는다.

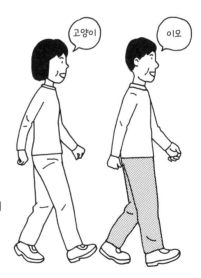

큰 보폭으로 약간 빨리 걸으면서
끝말잇기를 하는 것이 포인트

일본 국립장수의료연구센터가 개발한 코그니사이즈는 경도 인지 장애가 있는 사람의 인지 기능을 유지하고 향상하는 데 도움이 됩니다. 간단한 계산을 하거나 운율을 맞춘 시조를 지으면서 걷는 방법도 있습니다.

코그니 스텝

신체 운동과 인지 과제를 동시에 시행하면 뇌의 혈류량이 늘어나 치매 예방에 효과가 있습니다. 코그니 워킹에 이어 코그니 스텝에 도전해 보세요. 걸으면서 숫자를 세며 3의 배수일 때 손뼉을 칩니다.

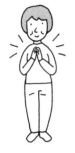

1단계
인지(cognition) 과제
양발을 모으고 서서 1부터 숫자를 센다. 3의 배수일 때 손뼉을 친다.

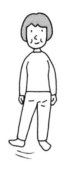

2단계
운동(exercise) 과제
① 오른발을 옆으로 든다.
② 다시 제자리에 둔다.
③ 왼발을 든다.
④ 다시 제자리에 둔다.
①~④를 반복한다.

3단계
(발 옮기기+3의 배수에서 손뼉치기)
코그니 스텝
양발을 모으고 등을 세워 똑바로 선다.

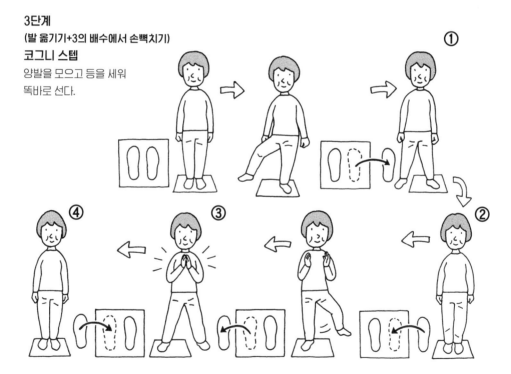

① 오른발을 옆으로 뻗어서 내려놓는다.
② 오른발을 다시 왼발 옆으로 가져와서 처음 자세로 돌아온다.

③ 왼발을 옆으로 뻗어서 내려놓고 손뼉을 친다.
④ 왼발을 원래 자리로 가져온다.
①~④를 한 세트로 반복한다.

72 넘어지는 사고를 예방하는 운동법

앉은 채로 다리를 들어 제자리 걷기

서기와 걷기는 자립 생활에 가장 중요한 부분입니다. 서고 걷는 데는 허벅지 근력이 필요합니다. 고령 환자는 스캇(스쿼트) 운동을 시행하기에 어려움이 있으므로 여기서는 의자에 앉아서 부담 없이 실천할 수 있는 운동법을 소개합니다.

① 등을 곧게 펴고 발을 한쪽씩 5초간 올렸다가 내린다. 발을 내릴 때는 바닥에 발이 닿지 않도록 한다. 이 동작을 10회 반복한다.

② 제자리걸음을 한다. 팔을 흔들면서 좌우 교대로 허벅지를 들어 올린다. 약 3분간 반복한다. 허벅지 주변 근육을 단련하여 지구력을 향상한다.

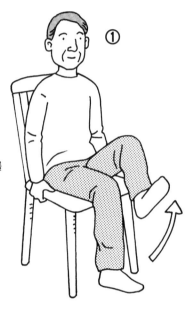

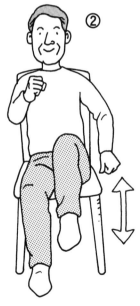

운동 시 유의점

○ 운동할 때 숨을 참지 않는다.

○ 발을 들어 올릴 때 숨을 내쉰다.

○ 적은 횟수부터 시작해 서서히 횟수를 늘린다.

집에만 있으면 근력이 약해져서 넘어지기 쉽습니다. 넘어져서 다치면 누워만 있는 상황이 발생할 수 있습니다. 간단한 운동으로 근력과 균형 능력을 유지합시다.

의자를 사용해서 다리 근육 단련하기

다리를 어깨너비로 벌리고 넘어지지 않도록 의자를 잡은 채로 시행합니다. 각 10회 반복합니다. 정강이, 종아리, 엉덩이, 허벅지 근육을 길러줍니다.

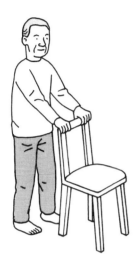

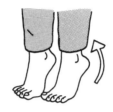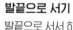

발끝으로 서기
발끝으로 서서 하나부터 다섯까지 센 다음 천천히 발꿈치를 내려놓는다.

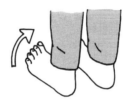

발꿈치로 서기
뒤꿈치에 체중을 싣고 발끝을 들어 다섯까지 센 다음 발끝을 내려놓는다.

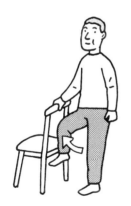

한쪽 허벅지 들어 올리기
허벅지를 들어 올리고 다섯까지 센 다음 내려놓는다.

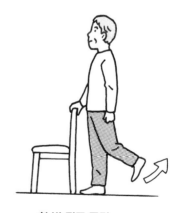

한 발 뒤로 들기
한 발을 뒤로 들어 올리고 다섯까지 센 다음 내려놓는다.

73 손가락 운동으로 뇌 기능 활성화하기

손가락에는 뇌로 연결되는 신경이 많아서 '제2의 뇌'라고도 부릅니다. 손가락 운동을 하면 뇌에 자극이 전해져 뇌 활동이 활발해집니다.

손가락을 접어 숫자 세기

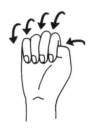 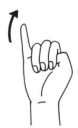

손가락을 쫙 펼쳤다가 숫자를 세면서 엄지부터 하나씩 접는다.

주먹 쥔 손을 새끼손가락부터 하나씩 편다.

빙글빙글 돌리기

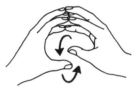 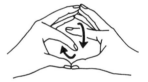

양손 손끝을 맞대고 엄지손가락만 떨어뜨려서 빙글빙글 돌린다.

이어서 검지, 중지, 약지, 새끼손가락 순서로 하나씩 빙글빙글 돌린다.

직사각형 만들기

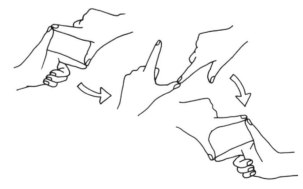

그림처럼 손가락으로 직사각형을 만든다.

한쪽 엄지와 검지를 떨어뜨리고 회전시켜서 다시 직사각형을 만든다. 이 동작을 반복한다.

74 즐거운 일을 하며 손가락을 움직이기

일상생활은 요리, 청소와 같은 집안일이나 취미 활동 등 '작업'으로 가득 차 있습니다. 그런 작업을 치료에 활용하는 것이 '작업치료'입니다.

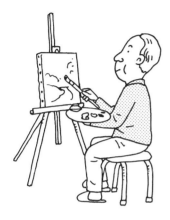

작업에 집중하는 동안 몸과 마음이 치유되며 익숙한 작업은 회상 요법 측면에서도 유효하다.

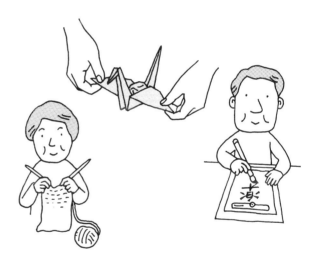

손끝이나 몸을 움직이는 동작은 뇌를 자극하여 치매를 예방하고 증상의 진행을 늦추는 효과가 있다.

익숙한 작업을 한다

치매에 걸려도 몸이 기억하는 일, 습관적으로 해온 일은 잘 잊어버리지 않습니다. 수예, 종이 접기 또는 취미로 해온 그림 그리기, 서예 등 예전부터 잘하던 일(익숙한 작업)을 하도록 옆에 서 격려해 주세요.

 작업치료는 요리, 수예, 원예 등을 통해 심신의 기능을 유지하고 강화하며 행복감, 자존감, 타인·사회와의 유대감 등을 회복하는 데 목적을 둔다.

⬤75 듣는 힘 유지하기

치매를 유발하는 위험 인자는 노화, 고혈압, 당뇨병, 흡연 등 다양합니다.
난청도 치매 발병에 영향을 줍니다. 다양한 유발 요인 중 난청은 가장 예방
하기 쉬운 항목이기도 합니다.

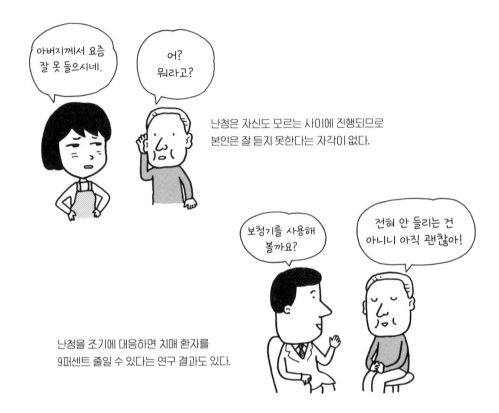

아버지께서 요즘
잘 못 들으시네.

어?
뭐라고?

난청은 자신도 모르는 사이에 진행되므로
본인은 잘 듣지 못한다는 자각이 없다.

보청기를 사용해
볼까요?

전혀 안 들리는 건
아니니 아직 괜찮아!

난청을 조기에 대응하면 치매 환자를
9퍼센트 줄일 수 있다는 연구 결과도 있다.

조기에 보청기 사용하기

난청을 방치하는 것은 뇌로 가는 자극을 막는 일과 같습니다. 난청은 인지 기능을 낮춥니다.
그러나 보청기를 사용하면 뇌로 자극이 활발하게 전달되면서 뇌가 활성화되고, 건강한 사람
과 비슷한 수준으로 인지 기능이 유지됩니다.

 일본보청기공업회가 2018년에 실시한 조사에 따르면 난청 환자 중 보청기를 사용하는 사람은 14.4퍼센트로 영국
47.6퍼센트, 프랑스 41.0퍼센트를 크게 밑돈다. 우리나라 역시 2015년 기준 12.6퍼센트로 보급률이 매우 낮다.

난청을 방치하면

○ 잘 들리지 않아서 짜증과 화가 많아진다.

○ 인지 기능이 실제 나이보다 일곱 살 많은 사람과 비슷하다.

○ 남성은 정상 청력을 가진 사람보다 3배, 여성은 2배 우울증에 걸리기 쉽다.

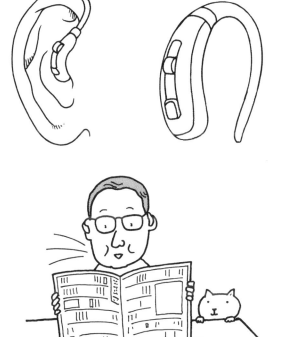

보청기로 청력을 보완하면 인지 기능 저하를 막을 수 있다.

보청기를 끼고 신문 등을 소리 내서 읽으면 뇌 기능이 활발해진다.

보청기 사용 초기에는 청각 훈련이 필요하다

보청기를 사용하자마자 잘 들리게 되는 것은 아닙니다. 뇌의 청각 중추가 보청기에 익숙해질 때까지 이비인후과나 공인 보청기 기술자가 있는 전문점에서 음량을 조절하며 청각을 길러 가야 합니다.

76 소리 내서 읽기

음독(소리 내어 읽기)이 치매를 개선하는 효과가 있다는 사실이 여러 연구를 통해 밝혀졌습니다. 치매 환자가 좋아하는 책이나 신문을 우선 1분 동안 소리 내서 읽어보도록 유도합니다. 가족들도 곁에서 귀를 기울여주세요.

소설이나 고전의 명문장, 시조 등 리듬감 있는 글을 큰 소리로 읽는다. 또는 어린 손자에게 그림책을 읽어주는 것도 효과적이다.

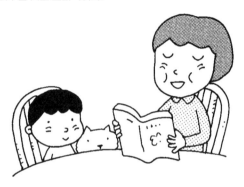

음독의 효과

○ 마음이 진정된다 – 신경전달물질이 다량 분비되어 정신 상태가 안정된다.

○ 의욕이 생긴다 – 뇌 전두엽을 자극한다. 긍정적인 마음이 생긴다.

○ 스트레스가 해소된다 – 큰 소리로 읽으면 스트레스 호르몬이 줄어든다.

○ 뇌 기능 활성화 – 시각과 청각을 동시에 사용해 전두엽 앞부분을 활성화한다.

○ 흡인성 폐렴을 예방한다 – 음식을 삼키는 데 필요한 근육을 강화한다.

 성대가 약해지면 소리를 내기 힘들어질 뿐만 아니라 몸에 힘이 들어가지 않아 휘청거리기 쉬워진다. 소리 내어 읽는 것은 성대를 단련하는 데 효과적이다. 등을 펴고 억양을 살려 읽는 것이 포인트다.

수면의 질 높이기

잠을 충분히 자지 못하면 뇌에 아밀로이드 베타 단백질이라는 노폐물이 쌓이기 쉽습니다. 수면은 시간보다 질이 중요합니다.

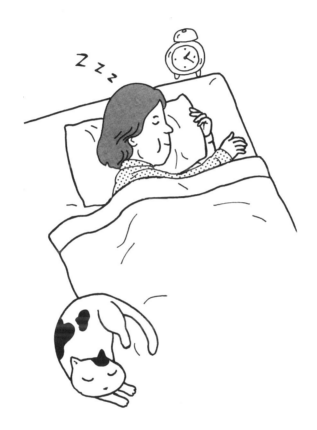

잠들기 쉬운 환경 만들기

○ 낮 동안 활동량을 늘리고 햇볕을 쬐어 체내 시계를 정상화한다.

○ 목욕 등으로 몸을 따뜻하게 하면 긴장이 풀려 잠들기가 쉬워진다.

○ 낮잠은 오후 3시까지 30분 내로 잔다.

　(졸음이 몰려오는 오후 2시쯤 낮잠을 자면 뇌가 재충전된다.)

○ 치매 환자가 잠들 때까지 보호자가 같은 방에 있어 준다.

좋아하는 노래 듣기·부르기
– 음악 요법

누구나 음악을 듣거나 노래를 부르면 마음이 안정되고 기분이 좋아집니다.
음악 요법은 이런 효과로 치매 증상을 개선하는 치료법입니다.

좋아하는 음악 방송을
가족과 함께 본다.

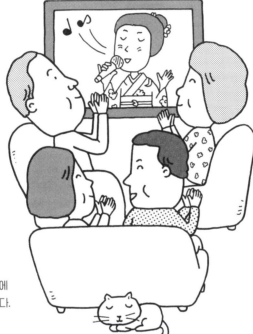

수동적 음악 요법
음악을 들으면 마음이
편안해져서 돌봄 행동에
대한 저항감이 줄어든다.

능동적 음악 요법
직접 노래를 부르고
공연을 함으로써
스트레스를 건강하게
발산한다.

유튜브 노래 채널 활용하기

치매가 진행된 상태라도 어렸을 때 즐겨 불렀던 노래는 기억합니다. 연구에 따르면 사람은
18~20세쯤에 들었던 노래를 평생 좋아하는 경향을 보입니다. 유튜브에서 예전 음악 방송을
찾아보고 좋아하는 곡을 들으며 따라 불러봅니다.

 일본 국립장수의료연구센터는 경도 치매 환자를 대상으로 매주 1회, 1시간씩 음악 요법을 8~10회 시행했더니 기억
력과 주의력이 개선되었다는 연구 결과를 발표했다.

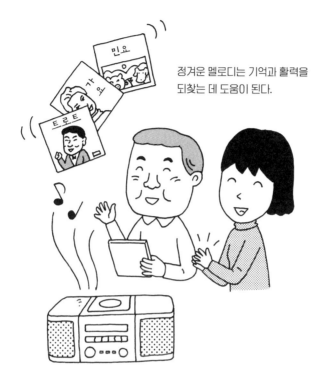

정겨운 멜로디는 기억과 활력을
되찾는 데 도움이 된다.

웃으면 기억이 되살아난다

노래를 부르면 뇌 혈류가 증가하면서 뇌 기능이 활성화되고 배회 등 치매 증상도 개선됩니다.
또 친숙한 음악을 들으면 즐겨 듣던 때의 기억이 떠오르며 기억력 개선에도 효과가 있습니다.

79 오감 자극하기

오감(시각, 청각, 미각, 후각, 촉각)은 기억을 관장하는 해마와 연결되어 인지 능력을 유지하는 데 중요한 역할을 합니다. 적극적으로 오감을 자극해 주세요.

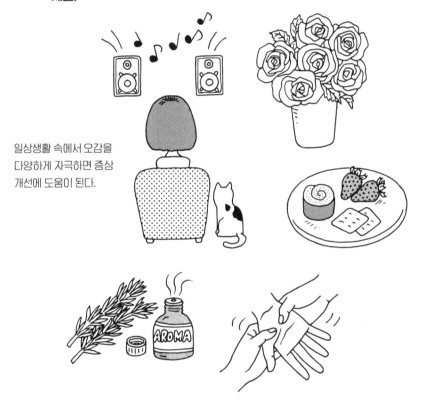

일상생활 속에서 오감을 다양하게 자극하면 증상 개선에 도움이 된다.

오감을 자극하는 방법

시각 꽃, 옷, 식탁보 등을 화려한 색으로 준비한다.

청각 조용한 곳에 좋아하는 음악, 예전에 즐겨 듣던 음악을 틀어놓는다.

미각 좋아하는 메뉴를 준비한다. 맛에 다채로운 변화를 준다.

후각 아로마 오일이나 입욕제를 사용해서 뇌에 자극을 준다.

촉각 손을 잡거나 부드럽게 몸을 마사지한다.

80 주간보호센터 활용하기

주간 보호 서비스는 집에만 있기 쉬운 치매 환자의 심신 건강을 개선하고 안정시키는 데 매우 효과적입니다. 게다가 보호자의 돌봄 부담도 줄일 수 있습니다.

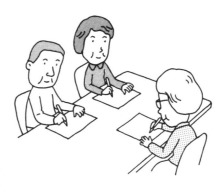

식사, 목욕, 레크리에이션과 같은 서비스를 받을 수 있으며 뇌 기능 활성화를 목적으로 하는 프로그램도 시행된다.

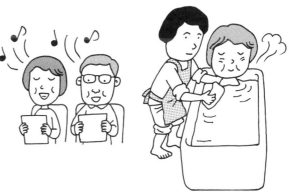

주간 보호 서비스의 장점

○ 정기적으로 이용하면 생활에 규칙적인 리듬이 생긴다.

○ 걷기, 체조 등 활동이 늘어 체력 약화를 막는다.

○ 친구를 만들 수 있다.(타인과 친해지면서 즐거움이 생긴다.)

○ 보호자의 휴식·외출 시간을 만들어 돌봄 부담을 줄인다.

○ 돌봄 관련 어려움을 전문 인력과 상담할 수 있다.

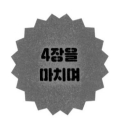

기운 좋게 웃는 얼굴 만들기

치매는 낫기 어려운 질병이지만 어떻게 생활하는지에 따라 진행 속도를 늦추고 남아 있는 능력을 유지할 수 있습니다. 병원이나 주간 보호 시설 등에 가지 않고도 집에서 간단히 시행할 수 있는 재활치료법도 있습니다.

우선 '먹는 힘'을 유지하는 것이 중요합니다. 즐겁게 살아가는 데 기본이 되는 '먹는 힘'을 유지할 수 있도록 지원해 주세요. 또 체력과 구강 기능 저하를 막아주는 운동, 예전 일을 떠올리는 '회상 요법', 일상생활 동작과 취미 활동을 수행하는 '작업 요법', 좋아하는 노래를 듣고 부르는 '음악 요법' 등은 환자 본인의 의사를 존중하면서 즐겁게 수행하도록 격려해 주세요. 재활 활동은 즐겁게 수행할 때 비로소 효과가 나타난다는 사실을 꼭 기억하길 바랍니다.

재활 활동이 주는 자극은 환자의 인지 능력뿐만 아니라 생활 수준을 유지하는 일과도 연결되며, 환자를 돌보는 가족에게도 긍정적인 효과를 가져옵니다.

부록

치매 환자를 돌보는
보호자를 위한 셀프 체크
&
치매를 진단하는 HDS-R 검사

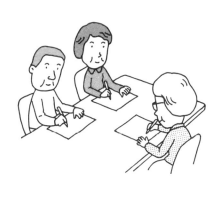

치매 환자를 돌보는
보호자를 위한 셀프 체크

돌봄에 의미를 찾지 못하는 상태입니다.
자신의 역할을 돌아보는 시간이 필요합니다.

심리 요법에는 '오케이(OK) 목장'이라는 교류 분석 방법이 있는데 생활 자세를 크게 4가지 유형으로 나눕니다. 밤낮으로 치매 환자를 돌보다 보면 보호자는 자기도 모르는 사이에 스트레스가 쌓이고 부정적으로 사고하기 쉽습니다. 돌봄에 힘쓰는 당신은 어떤 유형인가요? 한숨 돌리면서 자신에게 어떤 경향이 있는지 파악해 보고 돌봄에 임하는 자세를 새롭게 다져보면 어떨까요?

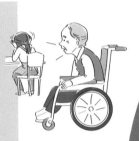

한계 도달형
상대를 존중할 수 없으며 보호자 자신도 한계에 달한 상태로 돌봄을 지속한다.

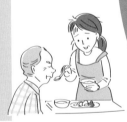

자기 희생형
자신의 주장을 펼치지 못하고 상대의 언동에 휘둘리면서 돌봄을 진행한다.

자기도 모르게 불만이 쌓여 돌봄 피로가 발생할 위험이 큽니다. 적절하게 기분을 전환해 스트레스가 쌓이지 않도록 유의해야 합니다.

출처: 《OK 목장》(개정판), 프랭클린 에른스트 저

바람직하고 건강한 상태입니다.
이 상태를 계속 유지해 주세요.

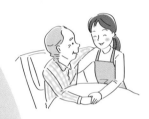

대등·솔직형
상대를 존중하고 자신도 너무
참지 않으면서 상대와 협력하며
돌봄을 진행할 수 있다.

대등·솔직형 외에 돌봄 부담
이 크다고 느낄 때는 혼자서 고
민하지 말고 주변 사람에게 상
담해 보세요. 마땅한 상담 상
대가 없다면 의료 기관에서 상
담받는 방법을 추천합니다.

지도자형
상대방이 건강하기를 바라는
마음, 이렇게 되기를 바라는
마음이 강해서 지도적으로
돌봄을 진행한다.

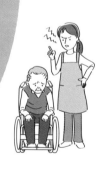

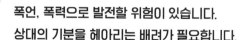

폭언, 폭력으로 발전할 위험이 있습니다.
상대의 기분을 헤아리는 배려가 필요합니다.

치매를 진단하는
HDS-R 검사

HDS-R(하세가와 치매 척도)은 일본의 정신의학과 의사 하세가와 가즈오가 1974년에 개발한 치매 진단 지표로 1991년에 일부 개정되었습니다. 짧은 시간에 실시할 수 있는 검사 도구로 널리 보급되어 지금도 치매 검사 현장에서 활발하게 사용됩니다.

질문에 대한 답의 정확도를 확인해서 인지 기능의 대략적인 상태를 파악할 수 있습니다. 지남력, 기억력 등 9항목의 질문에 대한 답을 채점하는 형식입니다. 정답은 1~2점, 오답이나 대답하지 못한 경우에는 0점으로 처리합니다. 설문은 구두로 진행될 때가 많고 합계 30점 만점으로 10점 이하일 때 치매일 가능성이 크다고 판단합니다.

단 이 검사 결과만으로 치매라고 단정할 수는 없습니다. 당일 기분과 컨디션에 따라 결과가 달라지기도 하므로 간이 선별 검사로만 활용하는 것이 바람직합니다.

치매라고 확정된 경우에는 20점 이상이면 경도, 11~19점이면 중증도, 10점 이하이면 중증이라고 판단합니다.

 하세가와 가즈오는 치매 연구 일인자로 2017년에는 자신의 치매 사실을 공표했다. 그는 "치매는 누구에게나 일어날 수 있는 일이며 치매를 두려워할 필요는 없다."라고 말하며 치매 환자의 시선으로 인식 개선 활동을 펼치고 있다.

개정판 HDS - R(Hasegawa Dementia Scale-Revised)

	질문		점수		
1	몇 살입니까?(2년 이내 오차는 정답)		0	1	
2	오늘은 몇 년 몇 월 며칠입니까? 무슨 요일입니까? (연, 월, 일, 요일이 정답이면 각 1점)	년	0	1	
		월	0	1	
		일	0	1	
		요일	0	1	
3	우리가 지금 있는 곳은 무엇을 하는 곳입니까?(스스로 정답을 말하면 2점, 5초 기다렸다가 대답하지 못하면 다음 질문을 한다.) 여기는 집입니까? 병원입니까? 요양 시설입니까?(올바른 답을 고르면 1점)		0	1	2
4	제가 세 가지 단어를 말하면 따라서 말해보세요. 나중에 다시 물어볼 테니 잘 기억해 두세요.(아래 예시 중 하나를 선택하고 사용한 예시에 표시해 둔다.) ① a)벚꽃, b)고양이, c)전차　② a)매실, b)개, c)자동차 (한 번에 잘 따라 말하면 각 1점)		0 0 0	1 1 1	
5	100부터 7을 계속 빼보세요.('100에서 7을 빼면? 그리고 또 7을 빼면?'이라고 질문한다. 처음에 오답을 말하면 그만한다.)	(93) (86)	0 0	1 1	
6	제가 말하는 숫자를 거꾸로 말해보세요. (6-8-2, 3-5-2-9를 반대로 말하게 한다. 3자리 수에서 오답을 말하면 4자리 수는 묻지 않는다.)	2-8-6 9-2-5-3	0 0	1 1	
7	앞에서 외웠던 단어를 다시 말해보세요.(스스로 정답을 말하면 2점. 답을 하지 못하면 아래의 힌트를 준다. 힌트를 듣고 정답을 말하면 1점) a) 식물, b) 동물, c) 탈것		a : 0 b : 0 c : 0	1 1 1	
8	다섯 가지 물건을 보여줍니다. 이 물건을 숨길 테니 무엇이 있었는지 말해보세요.(시계, 열쇠, 담배, 펜, 동전 등 전혀 연관이 없는 물건으로 준비)		0 3	1 4	2 5
9	알고 있는 채소 이름을 가능한 한 많이 말해보세요. (대답한 채소 이름을 옆 칸에 적어둔다. 중간에 말이 막혔을 때 10초 기다려도 답을 말하지 못하면 종료한다.) 0~5개=0점, 6개=1점, 7개=2점, 8개=3점, 9개=4점, 10개=5점		0 3	1 4	2 5
		합계 점수			

벌써 40년 이상 지난 이야기지만, 대학 내과학 수업에서 저명한 교수님이 하셨던 말씀이 생각납니다. "의사를 찾아오는 환자의 90퍼센트는 의사가 아무것도 하지 않아도 나을 환자, 5퍼센트는 의사가 무엇을 해줘도 낫지 않을 환자, 그리고 나머지 5퍼센트는 의사의 실력으로 치유 여부가 정해지는 환자다."라는 것입니다. 물론 의학의 눈부신 발전 덕분에 현재는 의사의 실력으로 치료할 수 있는 환자 비율이 꽤 많이 늘어나지 않았을까 싶습니다. 여기서 주목할 부분은 90퍼센트, 아무것도 하지 않아도 나을 환자에게 의사가 얼마나 안심감을 줄 수 있는가입니다. 이는 의사로서 매우 중요한 역할이라고 생각합니다. 의학의 아버지라 불리는 히포크라테스는 이렇게 말했습니다. "의사에게는 세 가지 무기가 있다. 첫 번째는 입(말), 그리고 약초(내과적 약물 치료)와 칼(외과적 수술)이다."

히포크라테스는 세 가지 무기 중 '말'을 가장 먼저 언급합니다. 상냥하고 적절하게 환자를 대하고 안심시키는 것이 의사에게 얼마나 중요한 덕목인지가 드러나는 부분입니다. 현재 치매에는 극적인 치료제가 없습니다. 수술할 일도 없습니다. 초고령 사회로 향해 가는 오늘날, 의사에게 가장 필요한 것은 환자에게 건네는 말과 대하는 방식에 대한 배려가 아닐까요. 이 책이 치매 환자가 인생을 즐기는 데, '삶의 질'을 높이는 데 도움이 되리라 믿으며 그렇게 되기를 진심으로 바랍니다.

옮긴이 **최화연**

대학에서 중국어와 일본어를 전공하고 국제대학원에서 국제개발협력을 공부했다. 현재 번역 에이전시 엔터스코리아에서 출판 기획 및 일본어 전문 번역가로 활동 중이다. 옮긴 책으로는《식사가 최고의 투자입니다: 하버드에서 배운 세계 최강의 식사 기술》《50센티 더 가까워지는 선물보다 좋은 말》《요로 선생님 병원에 가다: '나이 듦'과 '인생'을 대하는 법》외 다수가 있다.

치매를 낫게 하는 돌봄 교과서
치매 초기부터 곤란할 때, 위험할 때, 지칠 때 대처하는 80가지 방법

1판 1쇄 펴낸 날 2024년 1월 15일

지은이 요시다 가쓰아키
옮긴이 최화연
주간 안채원
책임편집 윤성하
편집 윤대호, 채선희, 장서진
디자인 김수인, 이예은
마케팅 함정윤, 김희진

펴낸이 박윤태
펴낸곳 보누스
등록 2001년 8월 17일 제313-2002-179호
주소 서울시 마포구 동교로12안길 31 보누스 4층
전화 02-333-3114
팩스 02-3143-3254
이메일 bonus@bonusbook.co.kr

ISBN 978-89-6494-671-8 03510

• 책값은 뒤표지에 있습니다.

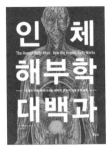
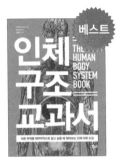
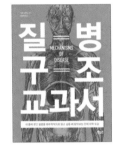
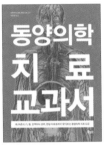
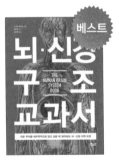
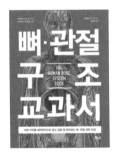
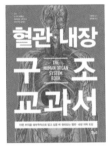
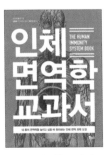
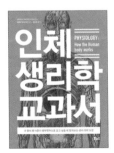
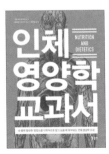